PUÉRICULTURE

ET

HYGIÈNE INFANTILE

Conférences
faites pour l'Enseignement des jeunes Filles

SOUS LA PRÉSIDENCE DE MM.

Georges LYON ET **Th. BARROIS**

Recteur de l'Académie de Lille. — Professeur à la Faculté de Médecine de l'Université de Lille.

PAR MM.

BUÉ, CARRIÈRE, CHARMEIL, DELÉARDE, GAUDIER
GÉRARD, LAMBLING, OUÏ, SURMONT

Professeurs à la Faculté de Médecine de l'Université de Lille.

CALMETTE & GUÉRIN

de l'Institut Pasteur de Lille.

DEUXIÈME SÉRIE

PARIS
LIBRAIRIE FÉLIX ALCAN
108, BOULEVARD SAINT-GERMAIN, 108

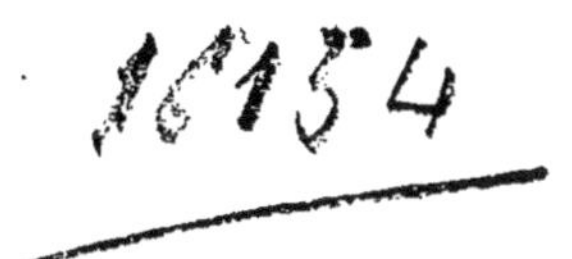

PUÉRICULTURE

ET

HYGIÈNE INFANTILE

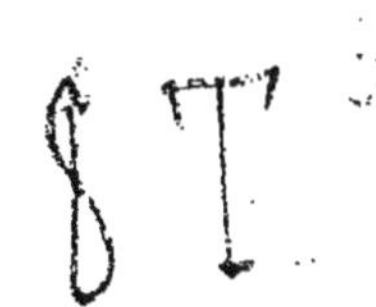

PUÉRICULTURE

ET

HYGIÈNE INFANTILE

Conférences
faites pour l'Enseignement des jeunes Filles

SOUS LA PRÉSIDENCE DE MM.

Georges LYON ET **Th. BARROIS**

Recteur de l'Académie de Lille. — Professeur à la Faculté de Médecine de l'Université de Lille.

PAR MM.

BUÉ, CARRIÈRE, CHARMEIL, DELÉARDE, GAUDIER GÉRARD, LAMBLING, OUÏ, SURMONT

Professeurs à la Faculté de Médecine de l'Université de Lille.

CALMETTE ET GUÉRIN

de l'Institut Pasteur de Lille

DEUXIÈME SÉRIE

PARIS

LIBRAIRIE FÉLIX ALCAN

108, BOULEVARD SAINT-GERMAIN, 108

1911

ERRATUM

Page 234, note 1, lire 500 grammes de viande au lieu de 600 grammes.

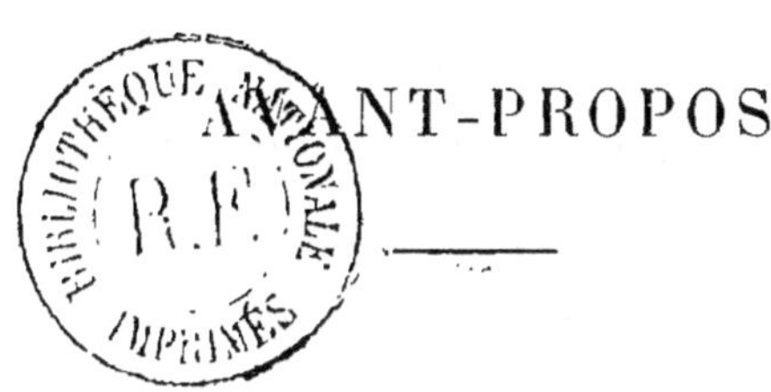

AVANT-PROPOS

Le succès obtenu par le petit volume contenant les conférences de puériculture données à Lille, il y a quatre ans, nous a encouragé à poursuivre cette publication. Les causeries que nous présentons aujourd'hui ont occupé deux printemps. La même élite d'auditrices qui avait suivi avec une attention soutenue la première série de leçons ne s'est pas montrée moins empressée à goûter les deux séries nouvelles. Directrices, professeurs, maîtresses, mamans, grandes élèves, ont composé un public des plus fidèles, et, jusqu'au dernier jour, leur zèle d'apprendre s'est maintenu. Apprendre, en vue d'enseigner à leur tour : tel était pour la grande majorité d'entre elles le but poursuivi. Combien en effet de ces disciples momentanées, une fois rentrées dans leurs établissements ou dans leurs *homes* respectifs, se sont apprêtées à devenir conférencières elles-mêmes ou, si le terme paraît trop pompeux, à se faire les distributrices au second degré de tant d'utiles préceptes et d'avisés conseils qu'elles avaient reçus de maîtres éminents !

Parmi ces conférences nouvelles, il en est une, la première, qui fut entourée d'une solennité toute spéciale. M. Jules GAUTIER, alors Directeur de l'Enseignement secondaire, qui avait dès longtemps témoigné à l'Académie de Lille une sollicitude dont celle-ci gardera à jamais le souvenir, était venu présider cette séance. Les hauts fonctionnaires et de nombreux professeurs des trois ordres faisaient cercle autour de lui. Dans une improvisation vibrante, où il mit tout son cœur et tout son esprit, M. Jules GAUTIER, après avoir félicité les savants professeurs de notre Faculté de Médecine qui s'étaient faits avec un désintéressement absolu les organisateurs et les collaborateurs de cette solennelle propagande d'hygiène infantile, sut mettre en belle lumière les mérites qui la recommandaient à l'attention et à la sympathie. Et d'abord, il signala comme le plus heureux des symptômes cette union des trois personnels, supérieur, secondaire et primaire, simultanément appelés à participer à l'œuvre de préservation et s'efforçant d'un même élan à en assurer le succès. Puis, se souvenant de la fonction précise dont le Gouvernement l'avait investi, il fit ressortir à quel point la diffusion de la puériculture, parmi le personnel éducateur féminin, était conforme à l'esprit de cette création relativement récente, l'une des plus belles que la troisième République ait réalisées : l'enseignement secondaire des jeunes filles. Il rappela le langage tenu par celui qui en fut le principal initiateur : « La femme, avait dit en substance Camille Sée, doit apprendre à connaître tous les devoirs de la maternité ; elle doit posséder les règles de l'hygiène, et aussi ces éléments de savoir médical qui lui permettront de donner à son enfant les soins nécessaires et même, si la maladie survenait, d'attendre la venue du médecin. »

Enfin, s'élevant à des considérations sociales dont nulle part il n'était possible de percevoir mieux la force qu'en notre région, l'orateur invitait ses auditrices à reporter leur pensée attendrie sur ces légions de travailleuses qui ont si durement à compter avec les nécessités de la vie.

« Les jeunes femmes, qui sont ici, n'ont de la « maternité et de l'enfance que des souvenirs « heureux et charmants ; mais il y a la mater- « nité pauvre et douloureuse ; il y a les mères « de famille qui ont à peine le temps d'être mères « et qui, soumises à un labeur continuel, ne « peuvent donner à l'enfant les soins délicats « qui lui sont aussi nécessaires que la nourri- « ture. Il faut que les jeunes filles de l'enseigne- « ment primaire et secondaire connaissent celles « qui subissent cette maternité de souffrance et « de misère. Elles seront, par l'enseignement « qu'elles reçoivent ici, les sœurs secourables « des femmes, des mères qui vivent à côté « d'elles. » Admirable langage qui trouva le chemin de tous les cœurs. M. Jules GAUTIER avait éloquemment dégagé la signification morale que comportait l'idée maîtresse d'où toute notre organisation avait tiré son origine.

Cette signification morale, il me fut très doux, quand je pris pour quelques instants la parole, d'attester, par des faits et des documents, qu'elle avait été un peu partout comprise. Et, depuis la conférence du 13 février, le dossier des notices retraçant les bonnes initiatives que prirent, de concert, élèves et professeurs en vue de contribuer à sauver les petits déshérités, s'est considérablement enrichi. Des sociétés se sont fondées ici et là, soutenues par les modestes mais exactes contributions de nos jeunes philanthropes. Les unes se formèrent en toute indépendance, réalisant le tour de force de vivre et d'agir par leurs ressources propres. D'autres s'appuyèrent sur des associations de prévoyance maternelle déjà existantes. Nul type uniforme n'a été imposé. Il n'y a pas eu de mode obligatoire de faire le bien. Un seul principe devait régner : celui de la liberté absolue laissée aux bons vouloirs. Une participation à des œuvres de solidarité qui présenterait, à un degré quelconque, un caractère de contrainte, perdrait par cela seul toute valeur morale. En favorisant de tout notre pouvoir ces institutions généreuses, nous avons estimé que nous observions le suprême devoir du véritable éducateur : dompter l'égoïsme chez nos élèves et leur faire adopter, pour leur vie entière, la bonté comme idéal. Or, cet idéal s'évanouit dès l'instant que des âmes mercenaires ou serviles se le proposent. Il n'est accessible qu'à des volontés consentantes et désintéressées.

Notre cher Président, M. Théodore Barrois, qui fut l'âme de notre organisation, et en cela il aura une fois de plus bien mérité de l'Université de Lille, a remarquablement précisé l'objet des causeries qui allaient, deux années durant, se succéder. Certes, le tout petit enfant, « cet être nu, jeté sur la terre nue », comme dit le poète, reviendrait plus d'une fois à la pensée du conférencier. Cependant l'ère serait à peu près fermée de ces toutes premières semaines où le pathétique problème se posait de savoir comment disputer sa frêle existence à tant d'influences hostiles ou perfides qui la menaçaient. Les premiers et plus graves obstacles sont franchis. Au nouveau-né le baby succède ; puis au baby le cher « enfantelet ». Bientôt va poindre l'écolier. Ces étapes n'ont pas été graduellement suivies avec une méthode rigide qui aurait fâcheusement assujetti la parole de nos conférenciers. Une grande latitude leur avait été à dessein laissée dans le choix des sujets. Et il y a lieu de s'en féliciter, car, si l'enchaînement des leçons y a perdu en étroitesse, l'impression qu'elles ont produites y a gagné en variété, en intérêt et en agrément. Aussi bien un lecteur exercé saura lui-même fort bien prélever dans ces diverses causeries les préceptes et recommandations susceptibles d'être échelonnés, selon une gradation cerrespondant aux progrès de l'enfant en âge et en croissance.

Et maintenant devons-nous tenir notre tâche pour révolue? De divers côtés on nous a exprimé le vœu qu'il n'en fût rien. Ne serait-ce pas aujourd'hui le tour de la seconde enfance d'appeler les conseils expérimentés de nos médecins éducateurs? Que d'écueils à éviter encore! Que de préjugés pernicieux à dissiper! de traditions inintelligentes à détruire! D'ailleurs, reconnaissons-le, de toutes parts les tentatives se multiplient pour obtenir les améliorations que les progrès incessants de l'hygiène infantile et scolaire ne permettent plus de négliger. Les congrès succèdent aux congrès. Une bienfaisante émulation règne entre les pays civilisés. C'est à qui portera le plus vite l'éducation morale et physique de l'homme et de la femme de demain à son point d'achèvement.

Mais ici le programme à tracer devient singulièrement vaste et divers. Pour le remplir, ce ne serait pas trop de toute une vie d'éducateur.

Sans prétendre l'esquisser dans son ensemble, peut-être nos chers collaborateurs seront-ils tentés quelque jour d'aborder quelques-unes des questions qui, par leur ampleur ou par leur gravité, méritent d'y être inscrites en première place. C'est à dessein que je n'en désigne aucune, ne voulant point par avance forcer les choix éventuels. Il en est du moins quelques-unes qui se présentent à tous les esprits.

Ce sera donc sur un : peut-être, que l'on me permettra de conclure cet avant-propos. Plus tard nous pourrons exprimer à nouveau l'espoir que nos chers conférenciers de la Faculté de Médecine se décident à ouvrir un troisième cycle d'enseignement. Pour aujourd'hui soyons tout au plaisir de refaire avec eux le chemin qu'ils viennent d'achever et tout à notre gratitude envers les guides excellents auxquels nous aurons dû le plus aimable des voyages.

Janvier 1911.

GEORGES LYON.

PUÉRICULTURE

ET

HYGIÈNE INFANTILE

I

L'ALIMENTATION DES ENFANTS

DU SEIN MATERNEL A LA TABLE DES PARENTS

PAR LE Dr LAMBLING

Professeur à la Faculté de médecine de Lille.

MESDAMES, MESDEMOISELLES,

Mes collègues vous ont longuement expliqué l'année dernière, pour quelles raisons, le lait doit constituer pendant un an environ l'unique aliment du nouveau-né. Or, ce petit enfant, nous le trouvons quelques années après, installé à la table de ses parents, et mangeant avec eux, toute ou presque toute l'infinie variété des denrées alimentaires de notre cuisine moderne.

Comment doit se faire cette transition? A quelles règles générales doit-elle demeurer soumise?

Pour bien comprendre la nature de ce changement, il faut savoir exactement de quoi l'on part, où l'on veut arriver, et quel est le chemin que l'on doit suivre. Enfin, on doit se demander aussi à quel moment il convient de se mettre en route. Telles seront, tracées par la nature même des choses, les diverses parties de cet exposé.

I

Nous partons donc du lait de femme, que nous prendrons comme type, puisqu'aussi bien, quand on donne à l'enfant un autre lait, on s'efforce, par des dilutions et des additions convenables, de le rendre aussi semblable qu'il est possible au lait de femme.

Puisque ce lait suffit à l'entretien du nouveau-né, c'est qu'il assure à celui-ci les deux sortes d'apports, que dans un précédent exposé, nous avons reconnus nécessaires à l'entretien de la vie, à savoir un apport de matière et un apport d'énergie.

Rappelons brièvement en quoi consiste dans l'espèce ce double apport.

Le lait est un aliment complet, c'est-à-dire que nous y trouvons les quatre catégories d'aliments simples dont nous avons besoin, à savoir : une matière albumineuse, la caséine ou fromage ; une graisse, le beurre ; un hydrate de carbone, le sucre de lait, et enfin des matières minérales ou salines.

C'est avec ces matériaux que l'enfant construit ses nouveaux tissus. Mais ces substances lui servent aussi de combustible alimentaire. Une partie de ces corps est, en effet, brûlée, et l'énergie fournie par cette combustion est employée à l'accomplissement des actes vitaux, et principalement au maintien de la température propre de l'enfant. Pour un litre de lait de femme, cet apport d'énergie est en moyenne le suivant :

Tableau I

Caséine	18 × 4,1 =	74 calories.
Beurre	34 × 9,3 =	316 —
Sucre de lait	65 × 4,1 =	266 —
Total		656 calories.

Voilà donc, en gros, ce que le lait fournit à l'enfant. Mais ce n'est là qu'un schéma très grossier. Une analyse chimique plus délicate et dont le détail ne peut pas trouver place ici, montre que le lait contient encore d'autres substances, qui ne sont là qu'en petites quantités, mais dont on devine le rôle éminent. Ce sont des ferments, des substances phosphorées analogues à celles que l'on trouve dans le jaune d'œuf et d'autres corps encore. Et surtout, plus on pénètre profondément dans l'analyse du lait, plus on est frappé de l'adaptation précise de cette sécrétion aux besoins du nouveau-né.

Nous avons déjà rencontré un exemple de cette adaptation, c'est la richesse croissante du lait en beurre, — l'aliment simple dont le pouvoir calorifique est le plus considérable, — à mesure qu'il s'agit d'espèces, vivant dans des milieux plus froids. Nous avons trouvé en effet :

Dans le lait de vache . .	37	gr.	de beurre	par litre.
— renne . .	170	—	—	—
— dauphin[1].	438	—	—	—

Voilà donc un exemple très gros de cette adaptation. En voici un autre d'un ordre plus délicat (voy. tableau II) :

TABLEAU II

ESPÈCE	TEMPS que met le nouveau-né pour doubler le poids de son corps.	UN LITRE DE LAIT contient : Matières albuminoïdes.	Matières minérales.
Homme	180 jours	18	2
Cheval	60 —	20	4
Vache.	47 —	35	7
Chèvre.	22 —	37	8
Brebis.	15 —	49	8
Porc.	14 —	52	8
Chat.	9 — 1/2	70	10
Chien	9 —	74	13
Lapin.	6 —	104	25

On a inscrit dans ce tableau ce que contient un litre de lait, pour chacune des espèces que voici, en matières albumineuses (caséine, etc.) et en

1. Il s'agit ici d'un delphinide habitant le nord de l'Océan Atlantique.

matières minérales, en rangeant ces laits d'après leur richesse croissante. Observez la distance considérable qu'il y a entre les deux termes extrêmes de cette série, entre le lait de femme avec ses 18 grammes d'albumine et ses 2 grammes de matières minérales, et le lait de lapine qui en contient respectivement 104 et 25 grammes !

La raison biologique de cette différence vous est donnée par les nombres de la première colonne, où sont inscrits les temps que mettent respectivement les nouveau-nés de ces espèces pour doubler leur poids. Vous voyez que c'est le nouveau-né du lapin qui a la croissance la plus rapide : il double son poids en six jours environ. Corrélativement, il dispose du plus riche lait de toute la série, riche en albumines, constituants essentiels de toute cellule à construire, riche aussi en matières minérales, nécessaires à tous les tissus et surtout au squelette. Puis à mesure que la croissance est moins rapide, nous voyons baisser la richesse du lait correspondant.

L'adaptation de chaque lait aux besoins du nouveau-né qui doit consommer ce lait ressort donc de cette comparaison d'une manière remarquable, et je me bornerai à ajouter que plus on avance dans l'étude du lait, plus on saisit de nouvelles preuves de cette adaptation.

De là pour nous, deux conséquences. La première, qui n'est que le rappel d'une démonstration déjà faite devant vous par mes collègues, c'est que des constatations de ce genre font prévoir les difficultés auxquelles on se heurte, quand, rompant l'ordre naturel des choses, on fait servir le lait d'une espèce, le lait de vache par exemple, à l'alimentation du nouveau-né d'une autre espèce, à croissance beaucoup moins rapide, l'enfant par exemple.

L'autre conséquence, qui me ramène en plein milieu de mon sujet, est la suivante. La précision, la sage prévoyance de toute cette adaptation ne démontre-t-elle pas clairement que le régime alimentaire, qui doit succéder immédiatement à l'allaitement, ne peut pas être abandonnée au hasard ; que prendre en main le sevrage d'un enfant, c'est accepter une succession difficile, et que ce n'est pas trop de toute notre attention, quand nous venons mettre nos petites soupes et nos petites panades à la place du lait maternel, à la place de cet instrument alimentaire si parfait, que l'espèce humaine, que chaque espèce de mammifères s'est créé à elle-même, lentement, dans la nuit des temps, par des siècles et des siècles d'un instinctif effort pour sa conservation. Vraiment l'on peut dire que lorsque l'enfant quitte le sein maternel, ce n'est qu'à ce moment qu'il a achevé de naître. Jusque-là, par l'intermédiaire de la sécrétion lactée, la protection de l'espèce l'accompagnait encore. Maintenant le voilà qui aborde seul les difficultés de sa vie physiologique, de même que plus tard, quand il quittera le toit paternel, il abordera seul l'incertain combat de sa vie sociale.

Un mot encore sur ce point : Dans cette adaptation, l'enfant a aussi sa part d'instinctive collaboration. Tout à l'heure, quand il sera sevré, c'est nous qui lui mesurerons sa ration quotidienne. Nous serons, il est vrai, guidés par son appétit ; mais les indications de ce guide ne sont pas toujours faciles à interpréter. Il faut si peu de chose d'une part, pour qu'un enfant, à appétit un peu capricieux, refuse en totalité ou en partie la panade qu'on lui présente ; ou, inversement, si l'on a à faire à un enfant à appétit robuste, on en arrive si aisément au gavage.

Au sein, au contraire, l'enfant échappe presque entièrement à nos erreurs, et c'est merveille de voir comment, guidé par son seul instinct, il proportionne le plus souvent l'ampleur de ses tétées à la progression de son poids.

Voici, en effet, le résumé de l'observation d'un enfant qui a été suivi du quarante-troisième jour au cent-cinquième jour, puis avec de larges intervalles jusqu'au cent-cinquante-deuxième jour de sa vie. Cet enfant a été mis sur la balance avant et après chaque tétée. On connaissait donc le poids de chaque tétée, et comme on analysait de temps en temps le lait de la nourrice, on a pu calculer le nombre de calories que la ration mettait chaque jour à la disposition de l'organisme. Enfin, le poids net de l'enfant était noté à la fin de chaque semaine.

De ce travail, qui a exigé des séries fastidieuses de pesées (de 600 à 650), je n'ai cité ici que trois étapes (Tableau III).

TABLEAU III

AGE de l'enfant.	POIDS de l'enfant.	POIDS du lait consommé par jour.	CALORIES par jour.	CALORIES pour 1 kilogr. du poids.
Du 43e au 49e jour.	4kg,582	715	437	95
Du 99e au 105e jour.	5kg,757	853	521	90
Au 152e jour.	7kg,032	1090	665	94

Ainsi, pendant que le poids a varié de 4,5 à 7 kilogrammes, la quantité de lait consommé est allée de 715 à 1.090 grammes, représentant de 437 à 665 calories. Mais voyez comme l'adaptation aux besoins de l'organisme est restée précise ! Si l'on divise ces apports calorifiques par les poids correspondants, c'est-à-dire si l'on calcule l'énergie mise par la ration à la disposition de chaque kilogramme de poids vif, on constate que cette quantité a été merveilleusement réglée : elle est restée comprise entre 90 et 95 calories, en dépit d'une variation de poids qui va presque du simple au double.

De telles observations qui ne peuvent en rien nuire aux enfants, et qui sont très intéressantes dans cette direction et dans plusieurs autres, sont encore très rares. Cela tient sans doute à ceci, que, pour les conduire dans de bonnes conditions, il est utile de réunir la triple qualité de médecin, de chimiste, et... de papa. Il faut encore, — et ceci vous touche, Mesdames, — la collaboration dévouée et intelligente de la mère ; sans son entier concours, rien n'est possible dans ce genre de recherches.

Voilà donc, ce que l'on abandonne quand on sèvre un enfant : on quitte comme un port sûr et bien abrité. Voyons maintenant vers quoi l'on s'achemine.

II

Il faut conduire l'enfant à la table des grands. Ici une première règle découle de l'évidence même des choses : c'est que le régime des grands doit être convenable. Il serait fâcheux de conduire avec toutes les précautions désirables le sevrage d'un enfant, pour aboutir finalement à un régime où abonderaient des fautes quotidiennes contre l'hygiène. Car lorsque les parents se nourrissent mal, comment veut-on que les enfants, qui ont un tel penchant à l'imitation, et surtout à l'imitation des grands, ne fassent pas comme eux ?

Le régime des grands sera donc soumis aux règles d'une bonne hygiène alimentaire. Pour expliquer ces règles dans leurs détails, et pour en donner les raisons scientifiques, il me faudrait l'espace de toute une conférence. Je me bornerai donc à dire que ce régime doit être le régime mixte, le vrai, celui dans lequel figurent à côté de quantités modérées de viande, des œufs, des laitages, des légumes en abondance, beaucoup de fruits frais ou conservés et des plats sucrés.

Supposons donc un tel régime réalisé ! En quoi diffère-t-il essentiellement du régime lacté absolu que l'enfant va quitter ? On s'en rend compte en comparant non les quantités relatives des divers aliments simples apportées par ces deux régimes, mais les quantités relatives des calories demandées à chaque catégorie alimentaire. Je m'explique : cela a l'air très rébarbatif, mais c'est très simple.

Vous vous rappelez que nos divers aliments composés, pain, viande, légumes, etc., contiennent trois sortes d'aliments simples organiques : l'*aliment albumine*, dont le type est le blanc d'œuf, le fromage, ou la partie essentielle de la viande ; l'*aliment graisse,* que vous connaissez toutes, sous la forme de beurre, de saindoux, d'huile d'olive ; enfin, l'*aliment hydrate de carbone,* qui comprend les diverses variétés de fécules et les sucres. Soit un adulte qui sous la forme de pain, viande, légumes, etc., consomme 85 grammes d'albumines, 67 grammes de graisses, 300 grammes d'hydrate de carbone. Ces aliments représentent l'apport calorifique que voici (Tableau IV).

TABLEAU IV

Albumines. . . .	85 × 4,1 =	348 calories	ou 16 p. 100.	
Graisses.	67 × 9,3 =	622	—	30 —
Hydrates de carbone	300 × 4,1 =	1230	—	54 —
Total		2200 calories		100 p. 100.

Donc, un adulte demande aux albumines environ 16 p. 100 de l'énergie totale dont il a besoin, aux graisses 30 p. 100 et aux hydrates de carbone 54 p. 100, c'est-à-dire que la caractéristique de ce régime est la suivante : le rôle prépondérant dans l'apport total d'énergie est tenu par les hydrates de carbone qui fournissent toujours plus de la moitié, et très souvent jusqu'à 60 et 70 p. 100 de la dépense totale.

Si l'on fait le même calcul pour l'enfant, en partant de la composition moyenne du lait de femme, on trouve que cet organisme emprunte :

Environ	18[1]	p. 100	des calories aux	albumines.
—	53	—	—	graisses.
—	29	—	—	hydrates de carbone.

c'est-à-dire que le rôle prépondérant dans l'apport total des calories est tenu ici par les graisses qui fournissent plus de la moitié de la dépense totale.

Voilà donc la caractéristique principale des

1. Ces nombres varient un peu selon la composition moyenne adoptée pour le lait de femme. Mais le sens de la démonstration poursuivie ici ne se trouve pas atteint par ces variations.

deux régimes, celui de l'adulte et celui du sein maternel. Comment maintenant s'acheminer de l'un à l'autre ?

III

Théoriquement, on peut dire que le régime de transition doit être tel que le rôle prépondérant tenu par les graisses passe peu à peu aux hydrates de carbone. Or, l'observation montre qu'il y a longtemps que les mamans se conforment à cette règle sans s'en douter. Que font-elles en effet ? Elles maintiennent en général le lait — le lait de vache maintenant — comme facteur important du régime, en ajoutant à la ration de l'enfant des jaunes d'œufs, du pain, des biscottes, des farines diverses, puis peu à peu quelques purées végétales, des fruits cuits, etc. Or, dans ces régimes, l'analyse chimique établit que la répartition des calories est la suivante :

Voici le cas d'une fillette de vingt mois, qui recevait par jour 25 grammes de phosphatine, 1 œuf, 150 grammes de lait de vache, 20 grammes de sucre, 40 grammes de pain ou de biscotte, 10 grammes de beurre, et celui d'un petit garçon de quinze mois, dont le régime était analogue, quoique moins abondant naturellement :

TABLEAU V

	SUR 100 CALORIES APPORTÉES par la ration, l'organisme en a trouvé :		
	Dans les albumines.	Dans les graisses.	Dans les hydrates de carbone.
Fillette de 20 mois.	17	43	40
Garçon de 15 mois.	16	38	46

Le sens du phénomène est donc très net : l'emprunt fait aux graisses diminue, tandis que celui qui est fait aux hydrates de carbone augmente.

A mesure que l'enfant grandit, ce phénomène s'accentue. Que fait-on, en effet, dans les familles où l'alimentation des enfants est sagement conduite ? Pendant plusieurs années encore, le lait, les œufs, les farines alimentaires diverses, les purées de légumes, les compotes de fruits, continuent à faire tous les frais de leur ration ! Ce n'est que plus tard, vers quatre-cinq ans qu'admis à la table des parents au repas de midi, les enfants reçoivent un peu de viande, de préférence des viandes blanches ; pas de gibier, ni de viandes faisandées, et pas de viande le soir, avant l'âge de dix ou douze ans, souvent même plus tard encore. Or, l'analyse démontre qu'avec un régime de cette nature l'inversion caractéristique que j'ai définie tout à l'heure continue, ainsi que le démontre le tableau suivant :

TABLEAU VI

	SUR 100 CALORIES APPORTÉES par la ration, l'organisme en a trouvé :		
	Dans les albumines.	Dans les graisses.	Dans les hydrates de carbone.
Enfant de 3 ans 1/2.	18	33	49
— 7 ans. . .	21	23	56
— 10 — . . .	16	22	62
— 14 — . . .	18	18	64

C'est donc bien le même phénomène qui continue : l'emprunt fait aux graisses diminue ; celui qui est fait aux amidons et sucres augmente.

Dans cette lente évolution, les mamans savent bien que le moment difficile, c'est le début. Il faut parfois bien des tâtonnements pour arriver à donner aux divers aliments dont on dispose à ce moment, lait, jaune d'œufs, panades, soupes aux farines alimentaires diverses, la forme culinaire qui les fait accepter avec plaisir. Un écueil est à éviter à ce moment : il faut se garder d'un régime trop unilatéral, trop exclusif, parce que l'on courrait ainsi le risque que l'enfant ne vienne à manquer, au moins en partie, de quelque aliment indispensable à la vie. Voici pourquoi :

Quand nous disons que pour vivre, il faut à l'homme, les quatre aliments simples que vous savez, les albumines, les graisses, les hydrates de carbone et les matières salines, nous n'énonçons que les plus importants comme masse. Cela revient à dire, par exemple, que pour faire une maison il faut des briques, du mortier et du bois. En réalité, il faut encore bien d'autres matériaux, pour qu'une maison soit habitable. De même, on se rend compte aujourd'hui, qu'outre les quatre aliments simples principaux, il en faut d'autres encore, bien qu'en quantité plus faible. Voici, entre plusieurs autres, deux expériences qui démontrent clairement ce fait. Elles ont porté sur un petit mammifère, la souris, à cause de la difficulté que l'on éprouve à préparer pour de plus grands animaux les pâtées spéciales dont il va être question.

L'observation montre que l'on peut faire vivre des souris en captivité pendant très longtemps quand on les nourrit avec du lait. Ces mêmes souris périssent toutes du vingtième au trentième jour quand on leur donne un lait qui a été manipulé comme il suit : on fait cailler le lait, au moyen d'un acide ; le caillot qui contient la caséine et le beurre est bien lavé et remis en suspension dans de l'eau contenant du sucre et tous les sels du lait. On a donc refait un lait que l'on pourrait croire complet, puisqu'il contient encore les quatre aliments simples nécessaires à la vie. En réalité, il ne suffit plus, puisque les souris meurent toutes, bien que cette nourriture leur plaise manifestement.

Pareillement, quand on nourrit des souris avec une sorte de pâtisserie faite avec de l'albumine et de la graisse, purifiées avec soin, additionnées de sucre pur et de tous les sels minéraux du lait, ces animaux acceptent cette pâtée avec un plaisir visible, mais tous succombent néanmoins vers le trentième jour. Au contraire, si l'on introduit dans ce gâteau des jaunes d'œufs, en quantité suffisante, les animaux peuvent être conservés indéfiniment.

Dans ce lait ainsi manipulé, dans cette pâtisserie faite avec des matériaux parfaitement purifiés, quelque chose avait donc fait défaut, que nos aliments naturels complexes, comme le jaune d'œuf, apportent, au contraire, avec eux. L'entretien de la vie exige donc non seulement des albumines, des graisses, des hydrates de carbone et des sels, qui forment la grosse masse de nos aliments, mais encore un surplus presque impondérable d'autres aliments, en l'absence desquels la vie languit, puis s'éteint.

On commence à entrevoir quelques-uns de ces aliments, et déjà l'on sent clairement ce que ces premières lueurs présagent de vérités nouvelles. Par exemple, on sait aujourd'hui que la glande thyroïde, cet organe situé en avant du larynx et dont le développement anormal constitue le goitre, renferme quelques milligrammes d'iode, sous la forme d'une sorte d'albumine iodée. Si l'on extirpe cette glande à un animal, on provoque promptement des accidents graves et finalement mortels. Ces accidents sont, au contraire, combattus avec succès, si l'on fait avaler chaque jour à ces animaux, un peu de cette albumine iodée, empruntée à la thyroïde d'un autre animal. De petites quantités d'iode sont donc nécessaires au fonctionnement normal de la thyroïde, c'est-à-dire à l'entretien de la santé ; et il faut donc que nous en trouvions constamment dans nos rations. De fait, un peu d'iode se rencontre dans presque tous nos aliments — il s'agit de fractions de milligrammes ; — les uns en contiennent très peu, d'autres, beaucoup plus.

Pareillement, on trouve dans certains de nos tissus des traces d'arsenic, dont la présence, en très minime quantité, serait nécessaire aussi à l'organisme.

Bornons-nous à ces deux exemples. Que résulte-t-il de là pour nous ? C'est que nous devons veiller à ce que ces substances ne fassent pas défaut dans nos rations, et voici comment : L'expérience de tous les jours a montré qu'avec une alimentation suffisamment variée, les générations se succèdent vigoureuses et normalement constituées. C'est donc qu'une telle alimentation contient tout ce qui est nécessaire à la vie, sans doute, parce qu'il arrive que, grâce à la variété de nos aliments, ce que nous ne trouvons pas dans un plat ou à jour donné, nous le rattrappons dans un autre plat ou le lendemain.

La conclusion est donc qu'il faut se garder d'adopter des régimes trop exclusifs, bornés systématiquement à un très petit nombre d'aliments. Les adultes obéissent presque toujours à cette règle ; mais les jeunes enfants, au moment du sevrage, on a tendance quelquefois à les nourrir d'une façon un peu exclusive, par exemple au moyen de l'une de ces nombreuses farines pour bébés, que les prospectus nous présentent souvent comme des aliments complets, se suffisant à eux-mêmes.

Or, nous ne sommes pas sûrs que ces aliments contiennent tout ce qui est nécessaire à la vie ; et ce doute est particulièrement justifié pour tout aliment, qui a subi des manipulations compliquées, pouvant altérer ou éliminer à notre insu certaines substances indispensables.

Ce n'est pas là une vue de l'esprit, et je vais vous en donner aussitôt la preuve. Nous avons besoin d'un apport quotidien de fer, nécessaire notamment à l'entretien et à l'accroissement de notre sang. Normalement et en dehors de toute intervention médicamenteuse, nous trouvons ce fer en quantité largement suffisante dans beaucoup de nos aliments et notamment dans les graines végétales. Là, la majeure partie du fer est contenue dans l'enveloppe des graines que nous éliminons le plus souvent avec soin. Ainsi, le son de froment est cinq fois plus riche en fer que la graine elle-même. Il suit de là que notre pain blanc, d'où ce son est exclu avec soin, est un aliment pauvre en fer. La même observation s'applique au riz, que nous recevons des pays de production à l'état de graine nue, c'est-à-dire déjà dépouillée de son enveloppe.

Pratiquement, ces deux faits n'ont pas grande importance, parce que nous trouvons du fer en quantité suffisante dans beaucoup d'autres aliments. Mais, on conçoit qu'un adulte qui se nourrirait exclusivement de pain blanc et de riz aboutirait au bout d'un certain temps à l'anémie. Et ce résultat serait sûrement atteint avec un enfant, chez qui l'accroissement rapide de la masse du sang exige un apport de fer important.

Il faut donc se garder de nourrir un enfant presque entièrement avec l'une ou l'autre de ces farines, parce qu'au cours de la préparation de ces produits, on en a peut-être éliminé, sans s'en apercevoir, quelque principe nécessaire à la vie, de même que sans nous en douter, nous éliminons de notre pain blanc presque tout le fer du froment primitif.

D'ailleurs, ces farines ne contiennent pas les trois catégories d'aliments organiques dans les proportions convenables. Elles sont dans l'alimentation des bébés un appoint très utile, très précieux même, et tout à fait recommandable; mais elles ne doivent pas constituer toute ou presque toute la ration.

IV

Nous voici arrivés à la dernière question que nous nous sommes posée au début de cette étude : Quand faut-il sevrer? Sur ce point, mes collègues vous ont déjà répondu avec leur autorité de spécialistes et de praticiens, et je ne veux ajouter à ce qu'ils ont dit que les quelques observations ou réflexions que la chimie est en mesure de verser aux débats.

On sèvre quelque part entre le douzième et le quinzième mois, un peu plus tôt, ou un peu plus tard, selon l'état de santé de l'enfant, l'époque de l'année où l'on se trouve, la fatigue de la mère, etc. Bref, c'est bien plus d'après une impression générale que d'après des signes précis que les médecins décident que le moment de sevrer un enfant bien portant est arrivé.

Cet empirisme, qui suffit le plus souvent dans la pratique, n'est pas une solution scientifique du problème. Mais où trouver les signes précis qui pourraient nous guider ici?

Si l'on réfléchit à cette parfaite adaptation du lait de chaque espèce animale aux besoins du nouveau-né de cette espèce, on est amené à cette conclusion, que si le jeune être abandonne à un moment donné un instrument alimentaire aussi parfait, c'est que celui-ci a cessé d'être parfait, et que si la chimie pouvait, pas à pas, mois par mois par exemple, faire l'inventaire complet, qualitatif et quantitatif, des substances nécessaires à l'enfant, elle arriverait à saisir un moment précis où ce que le lait apporte a cessé d'être tout ce que l'enfant réclame. De cette façon le moment du sevrage se trouverait fixé, non par des signes purement extérieurs, mais par des indications émanées de la cause même du phénomène étudié.

Dans cette direction, on n'a fait encore qu'une seule constatation précise, et encore n'est-elle bien établie que pour une seule espèce animale ; mais vous allez voir combien elle est suggestive.

Le nouveau-né est un organisme en voie d'accroissement si rapide qu'en cinq ou six mois, quelquefois plus vite encore, il a doublé son poids, donc aussi approximativement la masse de son sang, et comme pour faire du sang, il faut du fer, cet organisme a dû trouver quelque part le métal nécessaire. Or, il n'a pas pu le trouver dans le lait, ou du moins il ne nous semble pas qu'il ait pu le trouver dans le lait, car cet aliment, si parfait en toutes choses, est tout juste très pauvre en fer, si pauvre qu'on ne voit pas comment il aurait pu suffire à de tels besoins.

Ce fait si inattendu a reçu, du moins pour une espèce animale, la curieuse explication que voici. Lorsqu'on sacrifie des lapins nouveau-nés à des moments de plus en plus éloignés de leur naissance, on constate qu'aux premières heures de la vie, le foie de ces animaux est remarquablement riche en fer, comme s'il contenait une provision de ce métal ; puis les jours suivants, cette richesse va en diminuant, comme si cette provision était peu à peu employée. Enfin, entre le vingt-quatrième et le vingt-septième jour, la quantité de fer dans le foie passe par un minimum, comme si cette provision était épuisée. Corrélativement, on constate qu'à ce moment l'estomac des jeunes animaux que l'on sacrifie, contient maintenant, à côté du lait, des aliments verts, ce qui veut dire que les petits ont commencé à quitter la tétine maternelle. Ils se sont donc sevrés eux-mêmes, juste au moment où par suite de l'épuisement de leur réserve en fer, le lait, pauvrement pourvu en ce métal, serait devenu insuffisant.

Et quels aliments vont-ils peu à peu substituer au lait? Des feuilles vertes. Or, jetez les yeux sur ce tableau (tableau VII) où un certain nombre d'aliments sont rangés d'après leur richesse décroissante en fer.

TABLEAU VII

ALIMENTS RANGÉS D'APRÈS L'ORDRE DE LEUR RICHESSE DÉCROISSANTE EN FER

Sang.
Epinards.
Jaune d'œuf.
Bœuf.
Choux (feuilles vertes).
Pommes.
Fraises.
Son de froment.
Carottes.
Haricots blancs.
Cerises noires.
Poires. Pommes de terre.
Lait de femme.
Lait de vache.
Farine de froment blutée.
Riz.

Je n'ai pas indiqué ces richesses par des nombres qui n'auraient fait que compliquer inutilement mon tableau. Il vous suffira de noter que les aliments verts comme les épinards occupent un rang élevé dans cette série, et que le lait n'arrive que beaucoup plus loin.

Notez en passant que le son de froment dont je vous parlais tout à l'heure vient en assez bon rang, et que la farine blutée et le riz, dont je vous ai signalé la pauvreté en fer, sont, au contraire, les derniers sur cette liste.

La contre-épreuve de cette belle démonstration est fournie par le cochon d'Inde. Le petit de cette espèce n'apporte pas en naissant de réserve de fer dans son foie, pour la simple raison qu'il n'en a pas besoin. En effet, dès les premiers jours, on trouve dans l'estomac de ces petits, en même temps que du lait, des aliments verts, lesquels fournissent en abondance le fer nécessaire.

Je dois ajouter qu'il n'est pas encore démontré que l'enfant rentre dans la catégorie des mammifères, dont le foie contient une réserve de fer. Le fait a même été nettement contesté, mais peut-être cette réserve existe-t-elle dans quelqu'autre organe, non encore étudié.

Quoi qu'il en soit, voilà donc une espèce, le lapin, où nous saisissons directement la cause ou l'une des causes qui déterminent la fin de l'allaitement. C'est parce que des signes de ce genre nous manquent encore pour l'espèce humaine, que l'époque, où le sevrage s'impose, ne peut être indiquée qu'avec un certain flottement.

Notons en terminant que cette incertitude est l'une des multiples rançons que nous payons à notre état de civilisation. Chez les animaux, c'est le pur et primitif instinct, qui détermine pour chaque espèce la fin de l'allaitement. Chez l'homme, l'instinct a été aboli ou obscurci par des siècles de civilisation et de vie trop consciente, et la physiologie n'est pas encore assez avancée pour pouvoir utilement substituer ses indications à celle de l'instinct perdu. Mais un jour viendra où la science, après nous avoir révélé le mécanisme du sevrage spontané chez les animaux, saura déterminer aussi chez l'enfant, le moment précis où l'allaitement doit prendre fin et où sur ce point elle donnera satisfaction à l'impérieux besoin que nous avons, non seulement de posséder des règles de conduite pratiques, mais encore de saisir clairement la raison de ces règles.

II

COMMENT GRANDIT L'ENFANT

PAR LE Dr DELÉARDE

Professeur adjoint à la Faculté de médecine de Lille,
Chargé du cours de clinique médicale des enfants.

MESDAMES, MESDEMOISELLES,

Dans la précédente conférence mon collègue, le professeur Lambling, vous a rappelé quels étaient les aliments indispensables à l'enfant après le sevrage, aliments dont le choix devait être judicieux, de façon à fournir à ce jeune organisme en voie de développement toutes les substances nutritives que réclament ses différents tissus.

Nous allons voir aujourd'hui comment l'enfant utilise les aliments, comment il s'en sert pour assurer sa croissance normale et pour devenir dans le cycle des premières années de la vie un adolescent vigoureux et plus tard un adulte robuste.

Nous passerons en revue l'évolution des principaux systèmes de l'économie, ainsi que les grandes causes pathologiques qui peuvent altérer la croissance de l'enfant, la retarder, la modifier au point de provoquer des désordres dont on relèvera la trace même à un âge avancé.

Au début de cette étude sur la croissance se pose immédiatement une question grosse de conséquences. De quelle manière va se faire la nutrition de l'enfant? Voilà un jeune bébé que je prends le jour même de sa naissance; sera-t-il élevé au sein, lui donnera-t-on le biberon? peu nous importe pour l'instant. Les soins dévoués ne lui manqueront point, c'est entendu. Mais nous devons nous demander si, malgré l'alimentation la mieux choisie, malgré l'hygiène la plus sévère, il ne porte pas en germes dans son corps bien fragile des éléments perturbateurs d'une nutrition normale; éléments qu'il aura hérités de ses ascendants directs. En un mot, les tares organiques de ses parents n'auront-elles pas une influence sur la marche régulière, physiologique de son développement physique et mental? C'est, comme vous le voyez, le problème si délicat de l'hérédité qui se dresse devant nous. Je ne puis naturellement dans cet entretien vous en parler avec détails, cela nous entraînerait à des considérations trop longues, mais je dois néanmoins vous faire entrevoir quelques-unes de ses données? La vie agitée que nous menons, la lutte toujours de plus en plus âpre pour l'existence que nous sommes obligés fatalement de soutenir, les préoccupations morales, les adversités inhérentes à la vie humaine ne vont pas sans altérer notre santé, sans enlever une certaine quantité de nos forces et toutes ces causes d'affaiblissement organique se retrouveront chez nos descendants sous une forme variable.

Prenez par exemple l'enfant d'une femme obligée de se livrer à un dur labeur, à l'usine, chez elle, ou qui vient de subir les atteintes malheureuses du sort ; il naîtra chétif, aura un poids inférieur à la normale et exigera, pour se développer, des soins beaucoup plus assidus que ne réclament en général les enfants nés dans de bonnes conditions.

Ajoutez à cela les maladies déprimantes qui peuvent nous frapper, la tuberculose en particulier, certaines affections nerveuses, telle que l'épilepsie, et toutes les intoxications dont la principale est l'alcoolisme paternel ou maternel que l'on rencontre souvent même dans la bonne société, feront que les enfants présenteront dès leur naissance des tares susceptibles de troubler leur croissance et d'en faire des individus à évolution anormale.

L'enfant né d'un père ou d'une mère tuberculeux ne viendra pas au monde tuberculeux, car la tuberculose n'est que dans des cas très rares, héréditaire, mais il présentera plus que tout autre une prédisposition spéciale à contracter la maladie de ses parents, dont il subira le contage dangereux.

Un père ou une mère dont le système nerveux est touché par une maladie ou une intoxication engendreront un enfant qui reproduira sous la même forme ou sous une forme différente les anomalies de ses ascendants.

Un épileptique aura un enfant épileptique lui-même ou idiot ou imbécile.

Un alcoolique avéré verra survenir chez ses enfants une foule d'accidents nerveux qui les conduiront vers une déchéance organique plus ou moins complète et en feront des déséquilibrés, des aliénés, des épileptiques.

Il est nettement établi par l'observation que l'influence des causes morbides d'une part, des causes morales d'autre part, venant parfois se surajouter sans que nous ne puissions pas toujours éviter ni les unes ni les autres, se transmettront chez nos descendants et auront à entrer en ligne de compte dans l'appréciation de ce que l'on appelle en médecine l'énergie vitale ou de croissance et que l'on peut définir l'ensemble des forces qui concourent à la production des phénomènes de développement.

Ceci dit pour démontrer l'importance de l'hérédité dans le sujet qui nous intéresse nous allons maintenant voir de quelle façon grandit l'enfant.

D'abord quelle est la progression normale du poids de l'enfant ?

Vous savez déjà qu'un jeune bébé pèse au moment de sa naissance environ 3kg,500, rarement 4 kilogrammes. Il perd un peu de son poids dans la première huitaine puis à partir de ce moment il doit augmenter régulièrement de 700 grammes environ par mois jusqu'au sixième exclusivement, si bien qu'au début du sixième mois, il pèse le double qu'à sa naissance soit 7 kilogrammes. Du sixième au douzième mois, l'accroissement mensuel n'est plus que de 350 grammes et à la fin de la première année le nourrisson bien portant atteint le chiffre de 10 kilogrammes.

Au fur et à mesure que l'enfant avance en âge, la progression n'est plus aussi forte que dans le cours de la première année, c'est ainsi qu'entre un et deux ans il augmente de 2 kilogrammes seulement, il conservera cet accroissement annuel jusque vers 10 ans, ensuite de 3 kilogrammes en moyenne jusqu'à 15 ans. A cet âge, le poids normal de l'adolescent est de 40 à 43 kilogrammes.

Quant à la taille, son accroissement est moins rapide ; alors que l'enfant à la naissance mesure 0m,50, il ne gagne en un an que 20 centimètres puis 10 de 1 à 2 ans, 8 de 2 à 3 ans, 6 de 3 à 6 ans, 5 de 10 à 15 ans. Il a donc grandi de moitié à

5 ans, et mesure à 15 ans trois fois plus qu'à sa naissance soit $1^{m},50$.

Ces chiffres sont naturellement des moyennes, il peut se produire à l'occasion d'une maladie ou spontanément une poussée de croissance qui double ou triple son taux normal, mais cela ne modifie guère les règles que je viens de vous indiquer et qui ont été établies sur un grand nombre d'observations.

J'en ai fini avec les généralités voyons maintenant quelques détails relatifs à la croissance. Je ne vais pas suivre le développement de chacun des organes, cette étude serait fastidieuse et sans intérêt pour vous.

Je me bornerai seulement, à cause des conséquences pratiques et des préjugés qui circulent dans le public à leur sujet, à vous parler du développement de la dentition, du système nerveux et du système osseux de l'enfant.

Commençons par la dentition. Chez les enfants normaux, élevés au sein suivant les règles d'une hygiène rigoureuse, ce sont les incisives médianes inférieures qui sortent les premières vers l'âge de 5 à 6 mois. Puis apparaissent les incisives médianes supérieures, bientôt suivies des latérales voisines. Le groupe se complète peu après par la venue des incisives latérales inférieures. Les enfants allaités naturellement sont donc pourvus de 6 dents à 10 mois et de 8 à 11 ou 12 mois

Lorsque les incisives sont sorties ce ne sont pas les dents placées tout à côté d'elles qui font leur apparition. Un espace subsiste et ce sont les premières petites molaires qui font leur percée. Celles-ci se montrent entre 12 et 18 mois, les supérieures précèdent les inférieures. Vers la fin de cette époque, dans l'intervalle laissé libre entre les incisives latérales et les premières petites molaires, pointent les canines, celles du haut d'abord.

La dentition ainsi complétée reste en état pendant un temps assez long. L'enfant a 16 dents jusqu'aux environs de son vingt-quatrième mois. C'est alors qu'il termine sa dentition de lait par l'adjonction des 4 secondes petites molaires lesquelles sont parfois assez longues à se montrer ; elles ne sont complètement sorties que vers deux ans ou deux ans et demi.

Telle est la marche de l'éruption des dents, dites de lait, dont le sort est de se carier plus ou moins rapidement et de tomber pour faire place aux dents permanentes. Celles-ci apparaissent vers la sixième année, en commençant par les grosses molaires. Ensuite se montre toute la série des dents de remplacement : les incisives médianes percent vers six ans, les latérales à huit, les prémolaires se montrent peu après et enfin les canines vers onze ou douze ans.

Il n'est pas rare de rencontrer chez des enfants

de trois à quatre ans, pourvus complètement de leur dentition de lait, des caries nombreuses et même des chutes précoces de dents. Ces accidents ne se montrent pas exclusivement chez ceux que l'on comble de gâteries, il n'y a pas que l'excès de sucre qui entraîne la carie dentaire, il y a en outre une mauvaise alimentation en général et l'absence de soins de la bouche. Sans doute il ne faut pas exiger que les jeunes bambins se brossent régulièrement les dents, mais je connais des mamans très prudentes et bien intentionnées qui frottent avec un linge fin trempé dans l'eau chaude les gencives et les dents de leur enfant. Cette excellence pratique est louable ; elle habitue l'enfant aux soins de propreté de la bouche. Plus tard, lorsque l'éclosion des dents définitives commencera et que l'enfant plus âgé, par conséquent plus habile, pourra procéder lui-même à sa toilette, il comprendra la nécessité d'un lavage journalier de la bouche. Les dents se conserveront d'autant plus longtemps qu'elles auront été nettoyées avec plus de soin.

Aussi ne peut-on que féliciter M. le Recteur Lyon, qui, dans une circulaire du mois de novembre 1905, attirait l'attention des directeurs et directrices des établissements scolaires sur l'importance d'exiger, dans le trousseau des jeunes pensionnaires, une brosse à dents et de les forcer à s'en servir.

Vous avez sans aucun doute entendu parler des accidents parfois graves survenus chez certains enfants au cours de l'éruption dentaire et attribués à tort ou à raison, nous verrons dans un instant que c'est très souvent sinon toujours à tort, à la poussée des dents.

Il est en effet une notion courante dans le public, c'est que l'influence de la dentition sur la santé des enfants est considérée comme un facteur de premier ordre. Il n'y a du reste pas bien longtemps que l'on ne retrouve plus dans les ouvrages de médecine un chapitre spécial consacré aux maladies de la dentition. C'est à la suite d'une discussion devant l'Académie de médecine, en 1892, que les accidents mis sur le compte de la dentition furent interprétés comme ils méritaient de l'être.

Certes quelques-uns existent, on ne peut les nier, mais ils sont purement locaux et retentissent rarement d'une façon sérieuse sur la santé générale de l'enfant.

On sait que le premier travail de la dentition s'annonce par une salivation abondante et, si on regarde avec soin aux points où doivent percer les dents, on constate parfois un boursouflement de la gencive qui est rouge, tuméfiée, puis son bord libre s'amincit peu à peu jusqu'à ce qu'il éclate sous la poussée de la dent.

Pendant les quelques jours qui ont précédé la

percée de la dent, l'enfant s'est montré grognon, il a mordillé avec plus de force les objets qu'il a pu saisir, quelquefois il a poussé quelques cris, a présenté de l'insomnie, quelques taches de rougeur sur les joues, a refusé sa nourriture, les selles ont été plus copieuses, voire même franchement diarrhéiques. Mais chez l'enfant convenablement nourri, tout rentre rapidement dans l'ordre et les accidents n'offrent jamais aucun caractère de gravité. Voilà, à proprement parler, les accidents de la dentition. Ils sont, comme vous le voyez, presque négligeables et nous sommes loin des phénomènes alarmants décrits autrefois sous le nom de maladies de la dentition. On prétendait en effet que la fièvre, les convulsions, les bronchites, les diarrhées vertes, les suppurations de l'oreille, les éruptions de la peau, les croûtes ou diètes de lait comme on les appelle couramment, étaient causées par la poussée dentaire ; toutes les maladies que l'enfant présentait au cours de la période de sa dentition étaient expliquées par le travail qui s'opérait au niveau de ses gencives.

La fièvre pouvait être élevée, survenir brusquement et s'accompagner chez certains enfants de convulsions. On décrivait des affections pulmonaires depuis le rhume de la dentition jusqu'aux bronchites graves en passant par le spasme de la glotte, le faux croup, la laryngite striduleuse.

L'eczéma suintant avec de larges plaques de croûtes jaunâtres couvrant toute la face, s'étendant au cuir chevelu et s'accompagnant de démangeaisons intenses au point d'empêcher l'enfant de prendre du repos, l'urticaire, les gourmes, l'impetigo, tout cela rentrait dans la catégorie des feux de dents.

Il y avait même des ophtalmies, des otites de la dentition et enfin des gastro-entérites avec diarrhée verte abondante.

Aujourd'hui, il reste peu de choses de ce tableau dans les accidents attribués à la dentition. On n'observe plus ni fièvre, ni diarrhée, ni bronchite, ni affections de la peau, ni ophtalmie de dentition ou du moins on ne rattache plus ces différentes maladies à l'éruption dentaire. On a examiné de plus près les petits malades et on a constaté qu'à l'origine de tous ces accidents se trouvaient toujours des écarts de régime, des indigestions, une alimentation trop copieuse, mal appropriée à l'âge de l'enfant, voilà ce qui causait la fièvre, les convulsions, la gourme, l'eczéma, la gastro-entérite.

On a relevé l'influence du froid, et en particulier du froid humide auquel on avait exposé l'enfant pour expliquer les bronchites, le faux croup, les suppurations de l'oreille, ces dernières survenant après une angine, un vulgaire rhume de cerveau mal soigné.

Et quels sont les enfants prédisposés à toutes ces maladies, ce sont les enfants élevés au biberon car chez eux la digestion est plus pénible, plus lente, elle est troublée par des causes qui semblent négligeables, qui passent même parfois inaperçues; chez eux encore la résistance au froid, aux infections est de beaucoup inférieure à celle des nourrissons élevés au sein.

Un bébé élevé régulièrement au sein et soigné par sa mère fait son éruption dentaire sans même que l'on s'en aperçoive, les dents apparaissent successivement sans provoquer le moindre dérangement de la santé.

Rappelez-vous donc que l'évolution dentaire est un phénomène normal, physiologique. Elle sera précoce, silencieuse, chez les enfants nourris au sein et soumis à une hygiène alimentaire sévère, elle sera tardive, parsemée d'incidents de toute sorte chez les enfants élevés au lait de vache, nourris à l'allaitement artificiel et exposés par incurie ou ignorance des parents à absorber une alimentation défectueuse en quantité et en qualité.

On peut dire que la dentition est le reflet de la santé de l'enfant.

Parmi les organes dont le développement est intéressant et utile à connaître figure en première ligne, le cerveau. Vous savez combien un cerveau normal, bien équilibré est indispensable à l'homme puisqu'il tient sous sa dépendance directe non seulement notre vie psychique mais encore notre vie matérielle; c'est lui qui règle nos pensées, fait de nous des êtres plus ou moins intelligents. Sans le système nerveux dont le cerveau remplit le rôle de modérateur aucun des phénomènes essentiels à la vie ne pourrait s'accomplir. Il préside aux sécrétions glandulaires, à notre force musculaire, et surveille dans chacune des cellules qui composent notre organisme, les échanges assurant la nutrition. Aussi son rôle est-il primordial et son développement doit-il être surveillé avec un soin jaloux. Au moment de la naissance, les fonctions du système nerveux de l'enfant ne diffèrent en rien de celles de l'animal. C'est l'instinct, qui guide l'enfant, le fait crier, le fait manger, sucer le sein de sa mère ou de sa nourrice. Tous les attributs spéciaux à l'espèce humaine et dépendant du système nerveux, la volonté, l'intelligence, le langage, pour ne citer que les principaux apparaissent donc pendant la période de croissance.

Les centres nerveux sont très développés chez l'enfant, le cerveau représente le septième du poids du corps au lieu du quarantième ou du cinquantième chez l'adulte.

Dans les premières semaines les fonctions de relation sommeillent complètement et le nouveau-né n'a que des cris pour traduire ses sensations ou ses besoins. Vers la fin du premier mois, tant sont rapides les progrès des fonctions cérébrales, l'enfant commence à sourire, puis il entend, il voit, il prend part à ce qui se passe autour de lui, il pousse des petits cris joyeux, il manifeste sa volonté. A six mois il prononce quelques monosyllabes, il reconnaît les personnes de son entourage. Vers un an il dit quelques mots très simples et vous savez avec quelle joie les parents entendent pour la première fois leur enfant prononcer les mots de papa, maman.

Aux environs de la seconde année l'enfant construit quelques phrases, oh! bien souvent incorrectes, c'est un langage simpliste, parfois cependant très imagé.

Puis, au fur et à mesure qu'il avance en âge, apparaît chez lui une qualité propre à l'enfant, je veux dire la curiosité. Il cherche à s'expliquer le pourquoi de chaque chose, son attention s'éveille, les associations d'idées lui suggèrent une foule de questions auxquelles, il faut bien l'avouer, les parents sont souvent bien gênés de répondre.

La précocité du langage témoigne en faveur de la mémoire et de l'intelligence de l'enfant. Quand il ne parle pas à deux ans, à trois ans, il est anormal, arriéré, c'est un candidat à l'idiotie, à l'imbécillité. La rapidité avec laquelle apparaissent les fonctions cérébrales est un témoignage frappant du travail intensif qui se passe dans cet organe pendant les premières années de l'existence. De là, la fragilité et l'excitabilité particulière du cerveau de l'enfant; de là, également, la gravité de toutes les maladies qui le frappent non seulement au point de vue de la conservation de la vie mais encore à celui du fonctionnement ultérieur de ses facultés mentales et de son développement physique.

Pour le système nerveux plus encore que pour les autres organes l'influence de l'hérédité est prépondérante. Je vous ai dit plus haut que les tares nerveuses des parents se transmettaient avec une rigueur presque mathématique aux descendants.

N'allez pas croire que ces défectuosités tarderont à se manifester chez l'enfant; nullement, c'est parfois au cours de la première année qu'elles éclateront brutalement sous forme de convulsions.

Puisque je viens de prononcer ce mot il me faut vous parler de la chose. Aussi bien les convulsions de l'enfant sont-elles, à juste titre, un sujet de crainte et d'effroi de la part des mères de famille.

Je laisserai de côté les convulsions symptomatiques d'une affection grave du cerveau, ou de ses enveloppes, comme l'hémorragie cérébrale, la méningite par exemple ; elles sont occasionnées par une lésion en voie d'évolution et appartiennent au tableau clinique de la maladie.

Mais il est d'autres convulsions que l'on apelle en médecine essentielles, elles sont la conséquence d'une excitation cérébrale dont le point de départ est parfois situé bien loin.

L'accès peut être précédé de quelques signes qui permettent à un médecin exercé de le prévoir à plus ou moins brève échéance ; c'est de l'agitation, de l'insomnie, un regard anxieux. Puis au bout d'un temps variable brusquement la face pâlit, les yeux se convulsent en haut et en dedans, les pupilles se contractent, la tête se renverse en arrière, le corps tout entier se raidit et l'enfant perd connaissance.

Cet état dure quelques secondes, puis commencent les secousses rapides dans la face d'abord, s'étendant ensuite au cou, au tronc et aux membres. Ordinairement, la tête est étendue en arrière; d'autres fois, elle est fléchie en avant ou tordue latéralement.

Les globes oculaires sont agités de mouvements saccadés en tous sens, la face est grimaçante, les commissures des lèvres sont tirés en haut et en dehors, découvrant les dents dans un rictus sardonique parfois effrayant. Les mâchoires sont serrées, ou claquées violemment l'une contre l'autre ; la langue projetée en dehors peut être mordue par les dents ; une écume blanchâtre ou sanguinolente s'échappe par les coins de la bouche entr'ouverte. Les muscles du tronc participent plus rarement aux secousses convulsives. Aux membres supérieurs les doigts fléchissent et s'étendent alternativement, le mouvement se répète avec des contorsions aux avant-bras et aux bras. Les membres inférieurs participent eux aussi à l'agitation générale par des mouvements de flexion et d'extension.

Pendant cet orage nerveux, la sensibilité et la conscience sont complètement abolies, le pouls est rapide, irrégulier, la respiration haletante parfois même suspendue ; dans ce cas, à la pâleur de la face succède bientôt une teinte cyanotique de la figure, du cou.

Ce spectacle terrifiant a duré quelques minutes, les mouvements convulsifs diminuent peu à peu d'intensité, la respiration devient plus calme, la face pâlit ; et il ne reste après l'accès qu'une tendance au sommeil, un certain degré d'hébétude, de stupeur, et un sentiment de lassitude.

Mais rassurez-vous, Mesdames, tous les enfants ne sont pas exposés aux convulsions. Elles surviennent presque exclusivement chez ceux dont les parents présentent une tare nerveuse, l'alcoolisme le plus souvent. Sur un pareil terrain névropathique, entâché par l'atavisme, une cause la plupart du temps anodine pour d'autres, les vers intestinaux, les troubles digestifs, la gastro-entérite, le début d'une maladie infectieuse, angine, rougeole, scarlatine, broncho-pneumonie, accompagné d'une forte élévation de température, provoquera des convulsions.

Mais là encore l'influence d'une hygiène alimentaire rigoureuse, fera sentir son action efficace et servira de sédatif, de calmant à l'hyperexcitabilité nerveuse. Les enfants élevés au sein, à moins que la nourrice ne se livre à de copieuses libations, sevrés régulièrement et alimentés convenablement après le sevrage seront beaucoup moins exposés que les enfants élevés au biberon à avoir des convulsions, les mêmes causes agissant avec la même intensité chez les uns comme chez les autres. Pourquoi cette différence me demanderez-vous ? Simplement parce que l'enfant qui a été nourri au sein de sa mère a puisé dans une alimentation rationnelle des forces suffisantes pour réprimer les écarts, et pallier les conséquences fâcheuses de l'hyperexcitabilité cérébrale.

En examinant un nourrisson de quelques semaines, on constate que les mouvements sont encore très indécis, ses petits membres s'agitent, lorsqu'ils sont libres, dans des mouvements incoordonnés, il ne sait pas encore saisir les objets qu'on lui présente, parce que d'abord il ne les voit que d'une façon très indistincte, comme à travers un brouillard, et qu'ensuite le sens musculaire n'est pas encore développé, il ne sait pas mesurer l'effort suivant le but à atteindre. Mais peu à peu ses mouvements deviennent plus précis, vers six mois il cherche à se soulever dans son berceau, il tourne la tête et dirige le regard du côté où il entend du bruit, il tend ses petits bras vers la personne qui approche de son berceau, il saisit les objets qu'il tient solidement dans sa main, sans doute il n'a pas encore la souplesse, et l'ardeur d'un enfant d'un an, il ne reste plus dans son berceau tel qu'on l'a couché, il tourne, se remue.

L'extrême sensibilité du cerveau chez les enfants à hérédité nerveuse chargée, ainsi que l'importance considérable de cet organe dans le développement de toutes les fonctions puisqu'il préside à l'accomplissement régulier de chacune d'elles, démontrent l'utilité de ne pas le surmener par un travail au delà de ses forces. On a parlé beaucoup en ces derniers temps de surmenage à l'école. Pédagogues et médecins ont montré l'influence néfaste sur la croissance de l'enfant d'un travail intellectuel trop longtemps soutenu et ont réclamé la modification des programmes d'étude en consacrant plus de temps aux jeux en plein air, la santé physique de l'enfant ne devant pas être sacrifiée à la culture générale de son intelligence.

Il est de toute évidence que l'excès du travail cérébral nuit au développement normal de l'organisme. Beaucoup de mères de famille émerveillées de la précocité et de la vivacité de l'intelligence et de la mémoire de leur enfant craignent pour lui la méningite.

Ce n'est pas là la forme ordinaire que revêtent les accidents du surmenage, la méningite est toujours le résultat d'une infection microbienne et je ne pense pas qu'on ait découvert le microbe du travail ; cette trouvaille serait même très utile et très intéressante, car l'inoculation de ce fameux microbe à beaucoup d'écoliers paresseux constituerait un progrès énorme en facilitant la tâche des professeurs, et en calmant les inquiétudes des parents.

Le surmenage intellectuel se manifeste d'une autre façon. Il ne réside peut-être pas tant dans ce fait, pour l'écolier, d'assimiler une foule de connaissances et d'exercer sa mémoire et son jugement que dans celui de rester enfermé de longues heures, avec un grand nombre de ses camarades, dans une salle exiguë, mal chauffée ou mal éclairée où il respire un air vicié, insuffisamment renouvelé, chargé d'oxyde de carbone, d'acide carbonique et privé de l'élément indispensable, l'oxygène.

A ce régime-là, les prédisposés ne tardent pas à manifester les signes du surmenage, ce sont des maux de tête, de la fatigue précoce, des saignements de nez, de la perte de l'appétit, des digestions pénibles, de l'anémie, de la chlorose, de l'insomnie, et quelquefois même de la chorée, autrement dit de la danse de Saint-Guy, des tics nerveux, grimaces de la figure, hochements de la tête, mouvements du corps, etc., etc. Voilà pour les signes somatiques.

L'impossibilité de fixer l'attention, la perte de la mémoire, le changement de caractère, la recherche de l'isolement et l'abandon des jeux, voilà les signes psychiques.

C'est pourquoi on réclame l'installation des écoles dans les quartiers largement éclairés et aérés, et mieux encore en dehors des villes, à la campagne où un air pur circule librement dans les salles d'études, dans les dortoirs, dans les cours de récréation. Ajoutez à cela des classes de courte durée, séparées par des récréations pendant lesquelles dans une cour spacieuse, l'enfant pourra donner libre carrière à son besoin naturel de mouvements et vous aurez réuni les conditions qui éviteront le surmenage.

Certes, depuis quelques années nous avons fait en France de grands progrès à ce sujet. Sans remonter bien loin dans mon existence, je me rappelle encore ma vie de lycéen, nullement comparable à celle de mes jeunes successeurs. C'était d'abord le silence imposé partout, au dortoir, au réfectoire, même en promenade le jeudi et le dimanche, dans les rues de la ville, où nous marchions au pas, gantés de blanc et sanglés dans une tunique qui nous comprimait la poitrine et paralysait nos mouvements. En fait d'exercices en plein air, nous avions des récréations dans des cours trop petites, entourées de bâtiments élevés, et deux fois par semaine une demi-heure de gymnastique. Les temps sont heureusement changés; tout lycéen qui se respecte est maintenant affilié à un groupe de joueurs de foot-ball, le tennis est en honneur dans les pensionnats de jeunes filles, des matchs sont organisés entre les élèves des différents lycées. On a créé de cette façon une très utile émulation en faveur des exercices physiques qui donnent des muscles et du sang et facilitent le travail du cerveau.

Je n'ai pas la compétence pour apprécier si, sous l'influence du nouveau régime, la science de nos jeunes lycéens et lycéennes est égale à celle de leurs aînés, mais en qualité de père de famille, laissez-moi applaudir à ces réformes, les encourager, et espérer qu'elles nous rendront à la fin de leurs études des enfants, peut-être moins instruits, mais certainement plus vigoureux qu'autrefois.

Sans négliger la culture de l'esprit de l'enfant, il faut donc permettre à son corps de se développer, à chacun de ses organes d'accomplir les fonctions qui leur sont dévolues et pour cela il faut encourager les jeux au grand air. *Mens sana in corpore sano,* disaient les anciens; on trouve un esprit sain, bien équilibré, dans un corps robuste; la vigueur du corps ne s'acquiert que par l'entraînement, par l'exercice qui excite l'appétit et facilite tous les phénomènes intimes de la nutrition.

Mais tout en reconnaissant l'utilité des exercices physiques, il ne faut pas leur accorder une importance prépondérante, et s'il y a un surmenage du système nerveux, il y a également un surmenage physique, aussi utile à connaître et aussi grave de conséquences que le précédent. Vous n'ignorez pas qu'un muscle qui travaille, qui se contracte, fabrique des produits de déchets, résultats de la combustion des substances nutritives accumulées pendant le repos. Ces produits de déchet, dont la composition chimique est fort complexe sont extrêmement toxiques et demandent à être éliminés très rapidement de l'organisme qui les a produits.

Lorsqu'ils sont fabriqués en petite quantité, la sueur, l'urine, la respiration arrivent facilement à les rejeter au dehors, mais si tout l'appareil musculaire a été soumis à un travail de longue durée et au delà de ses forces, ils sont retenus dans nos cellules, leur élimination est plus lente et l'on éprouve alors des signes d'empoisonnement, d'intoxication qui se manifestent, lorsqu'ils sont légers, par une sensation de fatigue, de lourdeur et un besoin insurmontable de repos. Le cœur, par des battements plus fréquents, les poumons par une respiration plus active sont parmi les organes ceux qui peuvent localiser plus rapidement les signes de surmenage. On a cité des cas de syncope, par cœur forcé, survenant chez des jeunes gens s'adonnant d'une façon immodérée aux exercices physiques violents tels que les courses de bicyclettes, ou les courses à pied, le canotage, le football. Ces accidents graves susceptibles de laisser des désordres parfois irréparables ne sont pas les seuls. Le surmenage physique prédispose aux maladies infectieuses, la tuberculose et la fièvre typhoïde.

C'est la raison pour laquelle une tuberculose jusque-là ignorée se dévoile brusquement chez les jeunes conscrits peu de temps après leur arrivée au régiment alors qu'ils sont insuffisamment entraînés et soumis à un excès de fatigue. Pour ce qui est de la fièvre typhoïde vous savez qu'elle sévit avec un certain caractère de gravité chez les surmenés, les gens fatigués et en particulier dans le milieu militaire. Il n'y a donc pas de doute à ce sujet, le surmenage physique diminue la résistance de l'organisme vis-à-vis des maladies infectieuses et c'est pourquoi il faut conserver dans la pratique des exercices du corps une juste mesure.

Nous en arrivons à l'étude du développement du système osseux. Obligé de fournir la charpente résistante et protectrice du corps, son développement est de la plus haute importance.

Chez le nouveau-né le système osseux est loin de présenter la consistance et la solidité qu'il aura chez l'adolescent et chez l'adulte. Les os sont mous, flexibles, constitués en grande partie par une substance appelée cartilage qui en se durcissant peu à peu grâce au mécanisme que nous allons examiner prendra l'aspect de l'os adulte. La mollesse relative du squelette de l'enfant explique le peu de gravité des chutes ; l'os plie sans se rompre, il est élastique et fléchit au lieu de se briser.

Si vous examinez le crâne d'un nourrisson de quelques semaines, vous remarquez un peu en arrière du front, et en avant du sommet de la tête, un espace membraneux en forme de losange dont le plus grand diamètre mesure 3 centimètres pendant les premiers mois, c'est ce que l'on appelle la grande fontanelle. Elle est constituée par une lamelle d'un tissu résistant servant de trait d'union entre les os qui en limitent les bords. Au fur et à mesure que l'enfant avance en âge, la fontanelle diminue de dimensions, les os arrivent à se réunir, à se souder entre eux, le crâne est alors complètement fermé. Chez l'enfant normal, bien nourri, la fontanelle a disparu à l'âge de quinze à seize mois ; si elle persiste plus tard c'est que la croissance de l'enfant a été mauvaise ; chez les rachitiques par exemple, on la retrouve à deux ans et même trois ans. Ce sont des enfants à grosse tête dont le crâne est déformé par une saillie du front en avant et un élargissement latéral des os pariétaux. Cette déformation se retrouve encore plus marquée chez les hydrocéphales. On a appelé la fontanelle la balance du pauvre, en effet, sa tension comme son affaissement et son étendue donnent des renseignements très précieux sur la nutrition du bébé.

Est-elle tendue, bombée? cela indique une surabondance du liquide céphalo-rachidien dans lequel baigne le cerveau, due à des troubles gastro-intestinaux ou à une inflammation des méninges ; il faut craindre des convulsions. Est-elle au contraire affaissée, déprimée, le nourrisson est en pleine déshydratation, il se dessèche à la suite de diarrhées profuses, abondantes ; sa vie est en danger. Dans les cas graves, au cours de l'athrepsie par exemple, il y a une telle déperdition d'eau que les os du crâne chevauchent les uns sur les autres, la tête de l'enfant est réduite au volume d'un poing, la mort est imminente. Pendant les premiers mois jusqu'au quatrième environ, le bébé n'a ni un squelette ni une force musculaire suffisante pour se tenir assis dans son berceau, il ne se redresse que lorsqu'il est soutenu dans les bras d'une grande personne. Mais peu à peu les forces augmentant il arrivera, si les vêtements ne le gênent point, à se relever de lui-même dans sa couchette. Certes, vers le sixième mois, l'équilibre dans la position assise n'est pas encore bien solide, mais il ne tardera pas à s'affermir à tel point, qu'aux environs du dixième mois, l'enfant posé sur le sol marche en s'aidant de ses bras et de ses jambes, il avance à quatre pattes. Bientôt, en prenant des points d'appui sur les murs, les chaises, les meubles, il se tient debout sur les jambes, lorsqu'un beau jour, du treizième au quinzième mois, il s'aventure à faire quelques pas sans soutien. Dès ce moment l'enfant marche. Voilà ce qui se passe chez l'enfant bien nourri au sein ; les enfants élevés au biberon sont plus paresseux à la marche. D'autres ne se tiennent même pas debout à deux ans. Nous allons voir pourquoi.

Prenons, si vous le voulez bien, l'os du bras, l'humérus par exemple. Il est composé d'une partie médiane, la diaphyse, comprise entre chacune des extrémités, les épiphyses. En même temps que cet os va s'accroître en épaisseur il va également s'allonger, mais ne croyez pas que l'allongement de l'os soit une opération très simple. Entre les épiphyses et la diaphyse se trouve chez les enfants en période de croissance et même chez les adolescents jusqu'à l'âge de vingt-cinq ans où l'on a acquis sa taille définitive, une substance encore plus molle que celle qui constitue l'humérus du nourrisson et que l'on appelle le cartilage de conjugaison diaépiphysaire. Ce cartilage épais de quelques centimètres a pour but de former des cellules pendant toute la durée de l'accroissement en taille, cellules qui sont refoulées du centre vers les extrémités du cartilage en haut et en bas et qui après s'être disposées en colonnettes prennent peu à peu la consistance de l'os. L'accroissement en longueur se fait donc par superposition successive de nouvelles cellules cartilagineuses qui s'ossifient, l'os s'allonge aussi bien par son extrémité supérieure que par son extrémité inférieure puisqu'il y a deux cartilages de conjugaison, c'est absolument comme si on allongeait l'os en le tirant par chacun de ses bouts.

Pour se transformer en tissu osseux, dur, rigide, résistant, le tissu cartilagineux a besoin de sels de chaux, phosphate et carbonate, l'alimentation seule les lui fournira ; l'utilisation des sels de chaux ingérés avec les aliments sera d'autant plus complète que la digestion se fera normalement, que l'enfant n'aura pas de diarrhée, en un mot que son hygiène alimentaire sera plus rigoureuse. C'est pourquoi les enfants élevés au biberon, gavés de soupe pendant le jeune âge marchent plus tardivement que les nourrissons élevés au sein, leurs os restent mous, il n'y a pas d'ossification. Ce qui se passe au niveau de l'humérus se répète dans tous les os du squelette, leur transformation en substance osseuse est corrélative de la fixation des sels de chaux contenus dans les aliments, cette fixation se fera régulièrement chez un enfant sain bien nourri, elle manquera chez un enfant mal alimenté, sujet à des crises fréquentes de diarrhée.

Tous les os ne possèdent pas de cartilage de conjugaison, les os courts ou plats en sont dépourvus, les os du crâne par exemple, l'omoplate, les os du bassin ; c'est la membrane d'enveloppe de l'os, le périoste, qui en tient lieu mais la calcification se fait de la même façon.

Puisque je vous parle du développement du squelette je ne puis passer sous silence une maladie très fréquente chez les enfants et qui est caractérisée par un retard dans la calcification de l'os, je veux dire le rachitisme. Il survient chez les enfants élevés au sein comme chez ceux élevés au biberon, il est cependant plus fréquent chez les seconds que chez les premiers ; il apparaît en général après le sevrage vers l'âge de dix mois à un an au moment où les parents se figurent à tort que les enfants sont assez âgés pour supporter une alimentation semblable à la leur.

Sous l'influence d'un régime alimentaire mal approprié aux besoins et à l'âge de l'enfant, le rachitisme fait de rapides progrès. Vous connaissez toutes ces petits malades présentant une tête énorme, avec une fontanelle béante, un front saillant en avant, bombé et surplombant la figure, qui paraît petite. Le cou est enfoui entre les épaules et repose sur un thorax aplati transversalement, le sternum est refoulé en avant, la colonne vertébrale incurvée en différents sens, les dernières côtes fortement élargies par suite de la distension énorme du ventre. Les membres inférieurs sont tordus, écartés l'un de l'autre en manche de veste comme l'on dit, on au contraire rapprochés au niveau du genou ; les tibias sont incurvés en avant, comme un sabre de cavalerie.

Les extrémités des os des membres, aux poignets, aux genoux, aux pieds sont volumineuses, irrégulières, douloureuses. Les selles dégagent une odeur horriblement fétide, témoignant ainsi de l'existence d'une trop riche fermentation intestinale.

Certes, le tableau n'est pas toujours aussi sombre, et beaucoup de rachitiques se contentent de jambes courbées et de nodosités articulaires avec un gros ventre à la Sancho-Pança. Chez de pareils enfants la marche est tardive, ils refusent de se tenir debout parce que leurs os sont douloureux. Avec l'âge et un traitement sérieux de longue durée les signes du rachitisme ont une tendance naturelle à regresser, les torsions s'effacent ou diminuent, les incurvations se régularisent mais lorsque les soins et l'hygiène alimentaire ont manqué, l'enfant conserve toute sa vie les déformations acquises dans le jeune âge. Il reste bossu, cagneux.

Ce que je viens de vous dire sur le développement du système nerveux et du système osseux vous montre combien est important le rôle de l'alimentation au cours de la période de croissance de l'enfant puisqu'elle va fournir tous les matériaux nécessaires à l'édification de l'organisme.

Mais le problème de la vie ne se borne pas exclusivement aux phénomènes de la nutrition. Il ne suffit pas d'absorber les aliments, même les mieux choisis, renfermant tous les principes qui conviennent à chacun de nos organes il faut encore les assimiler, c'est-à-dire les transformer de telle façon qu'ils puissent être utilisés par nos cellules. C'est le travail du tube digestif, estomac et intestin, aidé des glandes qui en dépendent, le pancréas et le foie. Un trouble survient-il dans l'un quelconque de ces organes, la nutrition est ralentie, altérée, plus ou moins suspendue. L'absence du suc pancréatique et de la bile, dans le milieu intestinal entraînent une émaciation rapide, une perte de forces, un dépérissement tel que la vie se trouve en danger. Il existe chez l'enfant comme chez l'adulte une forme particulière de diabète, caractérisée par une destruction rapide du parenchyme du pancréas, les individus atteints de cette affection sont inévitablement voués à la mort après un amaigrissement considérable et malgré une alimentation substantielle. Chez eux, le suc pancréatique venant à faire défaut, l'assimilation ne peut se faire et l'individu succombe d'inanition, bien que jusqu'aux derniers moments il continue à manger.

Mais admettez que chacune des fonctions de notre système digestif s'accomplisse méthodiquement et régulièrement, d'autres organes que ceux que je viens de vous citer, estomac, intestin, foie et pancréas, doivent à leur tour intervenir pour terminer et compléter le travail des phénomènes cellulaires de la nutrition. Parmi ceux-ci il en est un, que l'on appelle le corps thyroïde ; il est placé au-devant du cou, on le perçoit à peine lorsqu'il est normal, au contraire lorsqu'il augmente de volume il constitue une maladie dont toutes vous avez entendu parler, le goitre. Eh bien, le corps thyroïde est une glande qui sécrète un liquide indispensable à la croissance de l'individu. Si un enfant vient au monde sans corps thyroïde ou si à la suite d'une maladie infectieuse l'atrophie du corps thyroïde se produit, son développement physique et mental est arrêté. Il reste un nain, mesurant 60 à 70 centimètres à quinze, vingt ans. La figure est déformée, bouffie, les yeux vides et éteints n'ont aucune expression, la bouche toujours ouverte, laisse pendre au dehors la langue, le long de laquelle s'écoule continuellement la salive. Les cheveux poussent à peine, ils sont rares, secs, cassants, les membres restent grêles, fragiles.

L'intelligence manque totalement, la parole est impossible, l'enfant présente tous les attributs du plus parfait idiot, car son éducation et plus encore son instruction ne peuvent même pas être essayées. Si à de pareils enfants on donne journellement à manger de la glande thyroïde d'un animal, le mouton, soit sous forme de glande fraîche, soit sous forme de glande desséchée, on voit peu à peu, si le traitement est continué pendant de longues années, s'accomplir des transformations profondes dans cet organisme autrefois condamné à vivre d'une vie purement végétative. L'accroissement en taille, la modification de la face, le réveil de l'intelligence s'opèrent progressivement et sans devenir un génie, ni un hercule, l'enfant est susceptible de recevoir une certaine éducation.

Les effets obtenus par l'absorption de la glande thyroïde, chez un sujet qui en est dépourvu, indiquent nettement son rôle primordial dans le développement de l'individu. Le suc thyroïde déversé sans cesse dans le torrent circulatoire préside donc aux phénomènes intimes de la nutrition.

Beaucoup d'enfants arriérés, à intelligence étroite, incapables d'un travail intellectuel soutenu, sont des hypothyroïdiens, c'est-à-dire des sujets chez lesquels la sécrétion glandulaire est insuffisante.

Cet exemple, choisi entre beaucoup d'autres,

vous montre combien est complexe le travail qui s'accomplit silencieusement et lentement dans l'organisme d'un enfant et dont le but final est le développement progressif jusqu'à l'âge adulte. J'ai cherché à vous dévoiler quelques détails de ce long travail, à vous montrer quelques-unes des causes qui le troublent.

Il me reste à vous rappeler en peu de mots les manifestations morbides qu'on a rapportés à la croissance ; elles intéressent les os, le cœur, l'appareil digestif, le système nerveux. Elles ne doivent pas être confondues avec les symptômes du surmenage que j'ai étudiés devant vous il y a un instant.

Spontanément, ou à la suite d'une maladie, il peut se produire des poussées de croissance chez l'enfant, c'est à leur occasion que se montrent du côté des os des douleurs profondes occupant surtout les jambes, les genoux ; elles sont réveillées par la pression, la marche, la fatigue, la position verticale.

Du côté du cœur ce sont des palpitations, surtout chez les sujets nerveux et anémiques et parfois aussi de la dilatation du cœur que d'autres décrivent sous le nom d'hypertrophie.

Le système nerveux traduit ses atteintes par des douleurs névralgiques et surtout par des douleurs de tête. L'appétit est diminué et capricieux, les digestions sont très pénibles. Les accidents imputables à la croissance n'ont pas de gravité ; toutefois leur durée est assez longue, les enfants en ont pour six mois, un an, avant de retrouver leur équilibre. Le danger existe seulement pour ceux qui négligent la signification de ces symptômes et qui veulent passer outre.

Quand un enfant souffre sérieusement et réellement de la croissance, on doit prescrire le repos physique et cérébral, la suspension des études et, si possible, le séjour à la campagne. On veillera avec le plus grand soin sur l'alimentation qui devra être riche et réparatrice. On accordera une large dose de sommeil, on ne soumettra pas les enfants à des exercices qui leur sont momentanément pénibles ; ils désirent et ils ont besoin du repos qu'il faut leur laisser prendre.

Je vous ai dit, avec exemples à l'appui, et je ne saurai trop vous répéter en finissant, que l'alimentation de l'enfant est un sûr garant de son développement régulier, si elle est rationnelle. Elle doit renfermer tous les principes nutritifs utiles à chacun de nos organes et à chacune de nos cellules différenciées suivant la fonction qui leur est réservée dans l'organisme.

Le système nerveux puisera dans les aliments le phosphore nécessaire à son développement. Le tissu cartilagineux y trouvera les sels minéraux, phosphate et carbonate de chaux, dont il a besoin pour se transformer en tissu osseux. La rate et la moelle des os en isoleront le fer qui nous donnera un sang rutilant, riche en hémoglobine. Le corps thyroïde y découvrira l'iode, principe actif du suc thyroïdien. Quant aux substances hydrocarbonées et azotées, aux graisses, elles constitueront la base de notre alimentation et leur apport fournira le carbone, l'oxygène, l'hydrogène et l'azote, corps simples que réclament nos cellules pour vivre et pour se développer.

Surveiller l'alimentation de l'enfant, le soumettre à une hygiène sévère, c'est donc lui procurer les éléments d'une croissance normale, c'est lui donner la force nécessaire pour aborder de front la lutte pour l'existence et lui permettre, plus tard, lorsqu'il aura atteint l'âge adulte de faire à son tour œuvre d'homme, dans une descendance saine d'esprit et vigoureuse de corps.

III

LE LAIT

Par le Dr V. BUÉ

Professeur agrégé à la Faculté de médecine de Lille.

En raison de son importance dans l'alimentation de l'enfant, eu égard au rôle considérable qu'il peut jouer dans le traitement de certaines affections de l'adulte, le lait mérite toute notre attention. De là, le choix de ce sujet, qui aura en outre l'avantage de vous remémorer quelques-unes des importantes questions traitées dans la première série de nos conférences.

Le lait est un liquide sécrété par les glandes mammaires et destiné à assurer la nutrition des jeunes mammifères pendant la première période de leur existence.

C'est donc un liquide nourricier au premier chef, sa composition chimique en donne la preuve : le lait contient, en effet, en d'heureuses proportions, des substances appartenant à toutes les catégories principales d'aliments : graisses, matières albuminoïdes, hydrates de carbone, sels minéraux, ayant l'eau comme véhicule. Cette heureuse composition fait du lait un aliment complet, remplissant les conditions nécessaires à la nutrition, à la croissance, aux activités fonctionnelles.

Le lait se présente à vous sous l'aspect d'un liquide opaque, blanc mat ou blanc jaunâtre, quelquefois légèrement bleuté, d'une saveur un peu sucrée, d'odeur particulière, variable d'ailleurs suivant les espèces et suivant certaines conditions, dont quelques-unes dépendent du milieu ambiant, le lait absorbant facilement les substances odorantes volatiles.

Deux propriétés physiques du lait méritent d'être retenues, car elles peuvent servir à déceler les fraudes : la densité et le point de congélation. La densité moyenne du lait de vache est de 1,032 ; son point de congélation oscille entre — 0°53 — et 0°57.

N'oubliez pas non plus que son point d'ébullition dépasse légèrement 100°, que, chauffé à l'air libre, le lait « monte » vers 80°, mais qu'il ne s'agit pas là de la véritable ébullition. Celle-ci ne s'obtient qu'en brisant la couche d'albumine coagulée (frangipane) qui se forme à la surface et en prolongeant la chauffe.

Vos connaissances sur la composition chimique du lait seraient par trop rudimentaires si je me bornais à ce que je vous en ai dit. Je crois donc nécessaire d'entrer dans quelques détails, en prenant comme type le lait de vache, le plus répandu.

Supposons ce lait recueilli et conservé de façon à ce qu'il ne s'altère pas et mettons-le dans une éprouvette ; nous verrons qu'il se stratifie d'une façon particulière :

1° Au fond de l'éprouvette, on voit un dépôt très peu abondant d'une substance solide, le *phosphate tricalcique.*

2° Au-dessus, se trouve un dépôt épais et blanc plus ou moins abondant, formé de fines particules en suspension : c'est de la *caséine* en suspension.

3° Au-dessus de ce dépôt vient une couche opalescente, un peu jaunâtre, qui renferme le *sucre de lait* ou *lactose*, plus de la caséine dissoute.

4° Enfin, à la surface, s'est rassemblée la *matière grasse*, le *beurre* qui surnage en raison de sa moindre densité. Cette couche graisseuse est la *crème* du lait ; quand on l'enlève, il reste le *lait écrémé*, ou *lait maigre*.

Ce rapide exposé vous indique les diverses substances qui entrent dans la composition du lait :

Le phosphate tricalcique, constituant le sel principal ;

La caséine, qui est la matière albuminoïde ;

La lactose, ou sucre de lait, formant l'hydrate de carbone ;

La crème ou le beurre, c'est-à-dire la graisse.

La matière grasse apparaît nettement à l'examen microscopique d'une goutte de lait sous la forme de nombreux globules, à contours nets et épais, entourés d'un liseré fin et brillant. Ces globules ont-ils une membrane d'enveloppe ou non ? En d'autres termes, la matière grasse est-elle à l'état d'émulsion ou non ? Cette question a été très discutée. Aujourd'hui, on admet l'opinion de Duclaux, qui rejette l'existence d'une membrane spéciale et adopte la théorie de l'émulsion, état favorable à l'assimilation de la graisse.

Le sucre de lait, ou lactose, n'existe dans aucun autre liquide de l'organisme ; c'est dans la mamelle qu'il se forme, aux dépens sans doute du glucose apporté par le sang.

Quant à la caséine qui est la substance albuminoïde, caractéristique, elle présente une propriété remarquable : elle se coagule sous l'action d'un ferment soluble qui existe dans l'estomac de tous les mammifères, en plus grande abondance chez les jeunes sujets, et qu'on nomme présure, ou lab-ferment, ou pexine.

Cette coagulation du lait par la présure constitue la première phase de la digestion gastrique du lait. Elle diffère d'une autre propriété de la caséine, à savoir la précipitation par les acides.

Lorsqu'on ajoute au lait de vache un acide dilué, on voit la caséine se précipiter sous forme de petits flocons blanchâtres, faiblement rétractiles ; avec la présure, à une température de 30° à 40°, le lait prend d'abord en une masse blanche gélatineuse ; de ce caillot exsude un liquide jaune verdâtre transparent (*lacto-sérum* ou *petit-lait*), qui tient en dissolution le sucre de lait et les sels, tandis que le caillot compact restant est constitué par la caséine englobant presque toute la matière grasse.

L'action de la présure sur le lait constitue donc un phénomène tout à fait particulier : ce n'est pas à proprement parler une coagulation, mais une caséification.

La caséine du lait de femme se précipite très difficilement par les acides ; soumise à l'action de la présure de l'estomac du veau, la caséine se coagule, mais lentement et incomplètement.

De même, si on fait agir sur du lait de vache de la présure d'un autre animal, le phénomène de la coagulation se fait moins bien.

De là cet axiome : le lait d'un animal n'est bien coagulé que par la présure provenant d'un animal de la même espèce.

Si les divers laits ont une composition qualitative à peu près analogue, il n'en est pas de même de leur composition quantitative, qui varie, non seulement suivant les espèces animales, mais encore dans la même espèce, suivant la race, suivant les individus et chez ceux-ci suivant certaines conditions.

Nous allons voir les traits essentiels par lesquels se distinguent l'un de l'autre les laits utilisés dans l'alimentation.

Le lait de femme diffère notablement du lait de vache ; il est plus riche en lactose, les globules graisseux y sont plus petits, donc plus assimilables ; mais surtout, les matières albuminoïdes y sont moins abondantes et la caséine n'y présente pas les mêmes caractères de coagulation : ce sont des flocons fins, plus facilement attaqués par les sucs digestifs, en fin de compte plus digestibles.

Le lait d'ânesse est, avec le lait de jument, celui qui se rapproche le plus du lait de femme à divers égards, notamment par la quantité et la qualité de la caséine. Il est un peu plus pauvre en beurre et en sucre ; il est très digestible.

Le lait de chèvre se rapproche du lait de vache ; il est plus crémeux, plus odorant.

Le lait de vache n'a pas une composition invariable ; celle-ci se trouve influencée par une série de facteurs divers ; d'abord la race ; il est des vaches dites *beurrières*, d'autres dites *fromagères* en raison de la richesse du lait en caséine ; puis le régime alimentaire : une nourriture sèche fournit le lait le plus riche et aussi le plus constant dans la proportion relative de ses divers éléments ; les aliments verts donnent un lait relativement aqueux ; les drèches, et produits similaires, dont on abuse tant dans notre région appauvrissent le lait, en même temps qu'elles lui donnent des propriétés nocives.

TABLEAU RÉSUMANT LA COMPOSITION MOYENNE DES DIVERS LAITS LES PLUS USITÉS

P. 100.	FEMME	VACHE	CHÈVRE	ANESSE
Caséine	16	33	38	16
Lactose	65	35	43	60
Beurre.	35	37	46	18
Sels.	2,5	6	7	5

Ces différences de composition sont bien plus marquées encore si on les envisage chez tous les mammifères et il y a lieu de se demander pourquoi. La réponse résulte de l'étude de la diversité du développement des jeunes animaux, de sa rapidité et surtout des besoins variables en calories suivant les climats. C'est ainsi que la graisse étant le producteur principal des calories, le lait sera riche en graisse et pauvre en lactose chez les mammifères des régions septentrionales ou pour les animaux aquatiques ; ce sera le contraire pour les animaux des pays chauds.

« La composition du lait est complexe, c'est vrai, et chacun de ses constituants, considéré à part, peut présenter de grandes variations. Mais sa composition n'est pas facultative comme celle d'un mélange chimique. Son origine physiologique, qui lui donne sa complexité, lui impose en même temps une harmonie qui n'existe pas dans les mixtures artificielles. Tout se tient en lui et forme un ensemble coordonné. Cet ensemble si variable d'apparence, est soumis, ne l'oublions pas, aux lois de l'organisme dont il provient. Il doit répondre, notamment, à des conditions très étroites de concentration moléculaire et présenter en même temps un état parfait d'émulsion. Les rapports entre les différentes parties sont réglées avec une telle rigueur, et en même temps une telle délicatesse, que les variations de l'une entraînent nécessairement dans les autres parties des variations compensatrices. Et si habilement qu'on le fasse, on ne saura jamais toucher à cet édifice harmonieux sans rompre l'équilibre parfait établi par la nature (Adam).

En d'autres termes, la nature a presque atteint la perfection en proportionnant la composition du lait aux besoins des différentes espèces de mammifères. De cette observation nous devons déduire que l'on ne peut impunément substituer le lait d'une espèce à celui d'une autre espèce et qu'on ne pourra jamais fabriquer du lait de femme avec le lait d'un animal, quelques modifications qu'on lui fasse subir.

Cette conclusion vous apparaîtra plus évidente encore dans un instant lorsque nous aurons étudié les *propriétés vitales* du lait.

Il est en effet bien démontré aujourd'hui que le lait n'est pas un liquide inerte, mais qu'il possède certaines propriétés qui n'appartiennent qu'aux substances vivantes : il renferme des *enzymes*, encore appelées *diastases* ou *ferments solubles*, qui jouent un rôle actif dans les actes nutritifs du nourrisson.

C'est ainsi que dans le lait de femme seulement existe une diastase capable de transformer l'amidon en sucre, d'où son nom d'*amylase*. Elle explique pourquoi un enfant au sein digère mieux et plus tôt les bouillies de farine, riches en amidon, que celui soumis à l'allaitement artificiel.

Il y a des ferments solubles dans le lait de toutes les espèces animales, et dans le lait de chaque espèce des ferments solubles spécifiques. C'est là une nouvelle et importante raison qui nous fait mieux comprendre encore pourquoi on ne peut trouver dans le lait d'une espèce l'équivalent complet du lait d'une autre espèce.

On connaît également le rôle joué dans la nutrition par des ferments solubles sécrétés par certains organes. Existent-ils en quantité suffisante chez le nouveau-né, dont l'organisme est inachevé? Peu importe, s'il est allaité par sa mère, dont le lait, d'une digestion facile, n'exige pas des ferments digestifs bien actifs, et de plus renferme les ferments stimulateurs et régulateurs de la nutrition que les tissus du nourrisson n'élaborent pas en quantité suffisante :

Voilà pourquoi un nouveau-né vigoureux peut

à la rigueur se passer du lait maternel, ses organes fonctionnant déjà bien, tandis qu'un enfant petit, débile aura absolument besoin de lait de femme, sous peine de troubles graves et de mort.

Ainsi s'explique également la supériorité de l'allaitement mixte sur l'allaitement artificiel exclusif. Recevant avec le lait de femme des ferments de nutrition actifs, l'enfant est capable d'utiliser complètement le lait de vache donné en supplément.

Le lait est un produit de sécrétion des glandes mammaires ; mais ces glandes jouissent en même temps d'un pouvoir éliminateur, ce qui vous permettra de comprendre certaines altérations possibles du lait à sa sortie de la mamelle.

Certains aliments communiquent au lait des propriétés particulières : les uns le rendent plus sucré, d'autres lui donnent une saveur agréable ou désagréable ; il en est qui le rendent toxique.

Les asperges, mangées par la nourrice, donnent à l'urine de l'enfant l'odeur caractéristique ; les vaches alimentées avec la drèche, les feuilles de betterave fourragère, fournissent un lait capable de provoquer de l'entérite.

L'alcool, sous quelque forme que ce soit, ingéré par la nourrice, s'élimine en partie par le lait et les médecins connaissent de nombreux faits d'accidents convulsifs chez des nourrissons allaités par des nourrices intempérantes.

Toutes les substances médicamenteuses passent dans le lait et peuvent influencer défavorablement le nourrisson ; d'où ce principe, que toute maman qui nourrit ne devra pas prendre de médicaments sans l'avis de son médecin ; elle risque de nuire à son enfant.

Il faut savoir encore qu'un organisme malade élabore des toxines, c'est-à-dire des poisons, qui peuvent s'éliminer par le lait. Le fait est démontré pour le tétanos, la diphtérie, la tuberculose, la fièvre typhoïde.

Toutes ces connaissances offrent un réel intérêt pratique. Elles expliquent l'influence du régime alimentaire de la nourrice sur la santé du nourrisson ; elles donnent la clé de certains phénomènes observés chez lui à la suite de prescriptions médicamenteuses ; elles donnent à réfléchir sur l'opportunité de l'allaitement au sein en cas de maladie de la mère susceptible de donner naissance à ces poisons solubles dont il a été question. Peut-être enfin renferment-elles l'explication de ces troubles digestifs chez un nourrisson élevé au sein, bien réglé, alors que l'analyse microscopique et bactériologique du lait n'en montre pas la genèse.

Quelle que soit la source du lait, il faut qu'il arrive pur à la bouche des nourrissons, c'est-à-dire non contaminé, ne renfermant pas de germes nuisibles. En est-il toujours ainsi ? Oui, dans l'allaitement direct au sein par une mère saine; en ce cas, le lait, passant directement, sans aucun intermédiaire, du mamelon dans la bouche et l'estomac de l'enfant, ne peut subir d'altération ; c'est une des raisons principales qui font la supériorité de l'allaitement au sein.

Il n'en va plus de même avec l'allaitement artificiel : depuis le moment où le lait est sorti de la mamelle jusqu'au moment où il est absorbé par l'enfant, que de causes de contamination !

En raison de sa composition chimique, milieu azoté et sucré, le lait constitue un véritable bouillon de culture, surtout à certaines températures, pour les microorganismes qui y pullulent avec une extrême rapidité. Un lait trait à 6 heures du matin contenait deux heures après 9.000 bactéries par centimètre cube, vingt-cinq heures plus tard, 5.600.000. (Miquel.) Certes, sur ce nombre de microorganismes beaucoup sont inoffensifs; heureusement ! sinon, où irions-nous ?

La plupart de ces microorganismes corrompent le lait, l'altèrent et lui communiquent ainsi des propriétés nocives.

Ils proviennent d'une souillure du lait pendant ou après la traite, faite sur une mamelle souillée par la litière, par un vacher aux mains sales ; le lait est recueilli dans des vases mal lavés, avec une eau impure; il peut enfin être falsifié par addition d'une eau contaminée. Et pour finir, il est administré à l'enfant, après avoir subi de nombreuses manipulations au cours d'un voyage parfois très long, dans des biberons qui ne sont pas d'une propreté irréprochable.

Et voilà comment l'aliment le meilleur par définition, par principe, est capable de devenir un poison véritable.

Est-ce tout en matière de contamination ? Point encore. Il me reste à vous dire quelques mots de l'étude la plus intéressante et la plus importante au point de vue de l'hygiène et de la prophylaxie des maladies, je veux parler de l'étude des bactéries pathogènes (qui engendrent directement une maladie) que peut recéler le lait.

Outre les souillures accidentelles du lait par une eau contaminée (exemple de fièvre typhoïde ainsi propagée), nous devons tenir compte des laits infectés par une maladie de la femelle laitière.

Le lait provenant de vaches atteintes de la fièvre aphteuse est dangereux.

Mais la maladie qui est bien faite pour attirer l'attention des observateurs est la tuberculose.

Sans compter qu'un animal tuberculeux sécrète du lait renfermant des toxines tuberculeuses nuisibles, il peut arriver que ce lait renferme le bacille de la tuberculose lui-même. Un lait ainsi contaminé est dangereux, d'autant plus que la voie de pénétration de la tuberculose dans l'économie est fréquemment la voie intestinale. Les faits à l'appui sont nombreux ; ils le seraient davantage encore si l'ébullition, la stérilisation du lait ne tuaient pas ces bacilles et surtout s'il arrivait souvent qu'ils fussent nombreux dans le lait, car leur nombre est pour beaucoup dans l'infection des nourrissons.

De là une conclusion pratique qui va à l'encontre d'un préjugé encore bien répandu, à savoir qu'un enfant doit toujours être nourri (en cas d'allaitement artificiel) avec le lait d'une seule et même vache. Si elle est saine, soit ! et encore ! Mais si par hasard elle est tuberculeuse, son lait est bien plus dangereux que le mélange de divers laits. S'il en est un bacillifère, le danger sera d'autant moins immédiat que la dilution sera plus considérable.

Que le danger soit moindre, c'est certain, mais il n'en existe pas moins ; dans le doute de la provenance d'un lait, il faut le faire bouillir ou le stériliser avant de s'en servir.

Est-il alors complètement inoffensif ? Pas encore, car les toxines tuberculeuses éliminées par la mamelle ne sont pas détruites. M. Calmette a déclaré qu'après de longues années d'études et d'expériences maintes fois répétées, il était arrivé à conclure que l'ingestion de produits tuberculeux, même stérilisés par la chaleur, peut être dangereuse pour des sujets déjà infectés de tuberculose et peut ne pas être inoffensive pour les sujets indemnes de cette maladie.

Cette conclusion est terrifiante et conduit à proscrire de l'alimentation de l'homme, et surtout de l'enfant, le lait, même stérilisé, s'il provient de vaches tuberculeuses. Si bien qu'en dernière analyse il importe de ne donner aux enfants qu'un lait provenant de vaches soumises à l'épreuve de la tuberculine et n'ayant pas réagi.

Le lait peut encore avoir perdu de ses propriétés naturelles par les *falsifications* dont il est l'objet, l'*écrémage* et le *mouillage*.

Par l'écrémage, on soustrait au lait une partie de sa crème, souvent la moitié, quelquefois davantage. Et pour dissimuler la fraude, on ajoute de la cervelle d'animaux ou des graisses (margarine).

Le mouillage est pratiqué tout spécialement sur le lait écrémé; en effet, l'écrémage augmente la densité du lait, par soustraction de la graisse relativement légère ; pour contrebalancer ce résultat, pour masquer la fraude, on ajoute de l'eau, dont la densité est moindre.

Le lait, abandonné à lui-même, s'altérant facilement et rapidement par suite des fermentations qui s'y développent, les laitiers ont cherché à s'y opposer, à les prévenir en y ajoutant des corps chimiques, le bicarbonate de soude, le borax, l'acide salicylique, l'eau oxygénée, etc. Toutes ces pratiques sont ou dangereuses ou insuffisantes.

La nécessité où l'on se trouve dans les grandes villes de faire venir le lait de distances parfois considérables, le transport entraînant par suite un laps de temps suffisant pour que le lait soit infecté et « tourné » ;

Les recherches qui ont mis en évidence le rôle joué par certains laits dans le transport des affections contagieuses, soit que le germe morbide préexistât dans le lait avant la traite comme pour la tuberculose, soit que les agents infectieux ne fussent introduits que secondairement par le contact des personnes qui le manipulent, ainsi qu'on a pu le constater pour la scarlatine et la diphtérie, ou encore par l'eau qui est ajoutée au lait frauduleusement ou qui sert honnêtement au lavage des vases ;

Toutes ces raisons ont conduit à chercher le moyen de conserver du lait privé de microorganismes.

L'emploi des antiseptiques chimiques ne peut être toléré ; le refroidissement permet d'éviter ou tout au moins de retarder le développement de la fermentation lactique, mais ce procédé ne donne aucune garantie contre les microorganismes pathogènes.

La chaleur seule donne de bons résultats. Son utilisation, avec ses divers procédés, vous a été indiquée l'an dernier par M. Oui dans sa conférence sur l'allaitement artificiel. Je n'y reviens donc pas et me contente de vous montrer les divers appareils qu'on emploie couramment dans les familles.

Mais souvenez-vous que le lait n'est véritablement stérilisé, au sens vrai du mot, qu'avec les appareils employés dans l'industrie, permettant de le porter à la température de 110° pendant quinze minutes. Le lait ainsi préparé, immédiatement après la traite, est réellement aseptique et peut être conservé pendant plusieurs mois.

Ce serait l'idéal s'il n'y avait des inconvénients, dont le capital est la modification subie par le lait sous l'influence des hautes températures auxquelles il est soumis. Cette modification n'est pas, à l'heure actuelle, traduite au point de vue chimique d'une façon précise. Mais on a constaté que l'enfant qui prend exclusivement comme aliment du lait stérilisé à 110° peut présenter exceptionnellement des troubles digestifs qui se dissipent immédiatement quand on le remplace par du lait cru ou bouilli.

La raison en a été recherchée dans la disparition des enzymes qui sont détruites par la chaleur, d'où résulterait un produit mort, ainsi appelé par opposition au lait vivant ou cru.

Malgré cet inconvénient, le lait stérilisé industriellement rend de grands services dans la pratique. Lorsqu'on en use, on remarque parfois qu'une bouteille est gâtée, donc nuisible ; aussi doit-on s'imposer les deux conditions suivantes :

1° Quand on se sert de lait stérilisé dans l'industrie pour l'allaitement artificiel, il faut toujours, après avoir débouché une bouteille, examiner si le lait n'est pas caillé, le sentir pour savoir s'il n'a pas une odeur désagréable, le goûter pour connaître s'il a une saveur aigre ou amère ; il faut être sûr, avant de le donner à l'enfant, qu'il n'est pas coagulé, qu'il n'a pas d'odeur, et qu'il a simplement le goût du lait cuit.

2° N'utiliser qu'un lait stérilisé depuis peu de temps, une semaine au maximum.

IV

LES DÉVIATIONS DE LA COLONNE VERTÉBRALE CHEZ L'ENFANT

DU ROLE DU MOBILIER ET DE LA VIE SCOLAIRE DANS LEUR GENÈSE[1]

PAR LE Dr H. GAUDIER

Professeur à la Faculté de médecine de Lille.
Chirurgien du Sanatorium de Saint-Pol-sur-mer.

MONSIEUR LE RECTEUR,
MESDEMOISELLES, MESDAMES,

J'ai l'intention, dans cette causerie, de vous exposer, très simplement, une des causes principales, des déviations de la colonne vertébrale chez l'enfant, et de vous montrer combien il est urgent que les familles elles-mêmes connaissent cette cause, et s'appliquent, d'accord avec le per-

[1] Cette conférence, accompagnée de nombreuses projections photographiques, a été lue et commentée par le Dr Debeyre, chef de clinique à la Faculté, remplacant le professeur Gaudier, empêché.

sonnel enseignant à introduire dans l'éducation l'habitude d'attitudes rationnelles et la gymnastique orthopédique.

Il faut bien le dire, ces déviations sont pour une bonne part aussi imputables à la négligence, à l'ignorance de l'entourage des enfants, aussi bien qu'à l'optimisme exagéré de certains parents : « *ce n'est rien, cela passera avec l'âge* » sont des formules responsables de plus d'un dos rond, de plus d'une épaule, trop haute ou trop basse.

Sans entrer dans de grands détails il est indispensable, pour l'intelligence de la question, de se rappeler les points essentiels de la conformation et du mécanisme de la colonne vertébrale. Chez le nourrisson *couché*, la colonne vertébrale a pour ainsi dire une forme indifférente ; sur un plan horizontal, toutes les vertèbres se mettent au contact de ce plan ; l'enfant *assis*, la colonne décrit une courbure unique à convexité postérieure. Aussitôt que l'enfant marche, la colonne vertébrale adopte une forme bien *déterminée* seule compatible avec le maintien de l'*équilibre* :

Une courbure *lombaire à concavité* postérieure ;

Une courbure *dorsale à convexité* postérieure ;

Une courbure *dorso-cervicale à concavité* postérieure.

Ce sont là des courbures *physiologiques* qui se font toutes dans un plan *antéro-postérieur*.

Courbures pathologiques. — Elles s'exagèrent dans certains cas ; on désigne sous le nom de CYPHOSE l'exagération de la courbure à *convexité postérieure* et sous le nom de LORDOSE celle de la courbure à *concavité postérieure*.

La colonne vertébrale normale ne présente pas d'inflexions *latérales persistantes;* donc, toute déviation *latérale* persistante doit être considérée comme pathologique : c'est ce que l'on appelle une SCOLIOSE.

MOUVEMENTS. — Les *mouvements* de la colonne vertébrale, peu étendus pour chaque articulation en particulier, ont une grande amplitude pour l'ensemble de la colonne : ce sont des mouvements d'inclinaison *antérieure, postérieure* et *latérale* et des mouvements de *rotation* autour de l'axe vertical, de *torsion* qui se combinent ensemble.

La *flexion et l'extension* sont les plus étendues, surtout aux *lombes* et au *cou*, plus limités, ainsi que l'*inclinaison latérale* à la région dorsale, *beaucoup moins mobile*. Ces mouvements de *flexion latérale* et de *rotation* sont importants à étudier au point de vue de la production des *déviations* persistantes. Les mouvements d'inclinaison latérale se produisent continuellement, dans toutes les attitudes et à chaque pas : par suite des changements de direction du bassin, il se forme des courbures passagères, de *compensation* pour *rétablir l'équilibre.*

Au point de vue pathologique toute déviation ébauchée, et ceci est très important, a une tendance continuelle à augmenter par suite du rôle de la colonne vertébrale dans la station ; le poids du corps, tend, en effet, à amplifier les courbures existantes, à rapprocher les bouts de tout arc.

L'*élasticité des disques intervertébraux,* la *résistance des parties osseuses* se trouveront bientôt vaincues.

Sous l'influence de la pression inégalement subie par les différents points des vertèbres, le développement des os en voie d'accroissement se fait *asymétriquement.*

Il faut savoir combien le *développement de la colonne vertébrale est lent, et ceci explique bien des déformation* tardives : car la soudure définitive des parties osseuses qui le composent ne devient définitive qu'entre vingt et vingt-cinq ans. Cette longue période est éminemment propre aux déformations osseuses de cause mécanique.

Le déplacement, la déformation de la colonne vertébrale entraînent le déplacement des côtes, la *déformation des contours du thorax,* qui n'exécute plus ses mouvements de façon normale, d'où diminution de la *capacité respiratoire*, etc. etc...

Étiologie. — Les déviations de la colonne vertébrale sont très communes : il est difficile d'en établir *au juste* la FRÉQUENCE, car les statistiques ne sont pas toutes établies de la même manière : Ainsi, plusieurs auteurs indiquent le chiffre de *2 et 3 p. 100* dans la population scolaire, et DRACHMANN, dont la statistique porte sur 28.125 enfants, arrive à la proportion de *1,3 p. 100* ce qui est absolument *dérisoire* si l'on n'a pas en vue *les cas graves*.

En effet, dans les écoles de Stuttgart, on a compté 640 déviés sur 709. DUBRISAY a trouvé, en Suisse, 640 sur 709.

La vérité c'est que le nombre d'enfants légèrement déviés dans les villes, est supérieur à celui des enfants droits.

Ainsi, à Paris dans un lycée de jeunes filles sur quinze élèves, *deux* seulement se tenaient bien. DUJARDIN-BEAUMETZ, qui était médecin d'un collège de jeunes filles, a trouvé 17 sujets déviés sur 20 et même 20 sur 20.

Il est facile de s'assurer qu'il en est de même dans les écoles primaires, dans les lycées, en examinant les enfants à la sortie de classe ; on a vite fait de constater combien peu d'entre eux se tiennent bien, sans *arrondir le dos,* sans porter le ventre *en avant,* sans *élever une épaule* audessus de l'autre.

Dans toutes les statistiques concernant le *sexe*

on constate une prédominance énorme de la *scoliose* chez les filles 93 p. 100 contre 6 p. 100 de garçons, d'après Drachmann; à l'Institut de Stockholm *4 fois* plus de filles que de garçons : Cette différence tient peut-être, à ce que la scoliose *légère* se dissimule mieux, à un examen superficiel chez les *garçons* que chez les *filles* dont l'*allure*, les *contours de la nuque*, la *taille*, la saillie des omoplates et des hanches constituent une des plus grandes préoccupations des *mères et des couturières* et cela est si vrai que la plupart du temps, ce sont ces dernières et les *corsetières* qui préviennent les parents.

Une autre raison de moindre fréquence, tient aussi à ce que, chez les garçons, l'exercice qu'ils se donnent, même dans les conditions peu hygiéniques des lycées, parvient, dans les cas légers, à triompher du mal et à redresser les déviés.

Pour ce qui est des *cyphoses*, des DOS RONDS, les garçons sont plus généralement atteints que les filles, qui à ce point de vue arrivent par *coquetterie* à prendre le dessus, à un âge où les garçons sont encore astreints à des études fatigantes et assidues.

Si ces déviations peuvent se produire très tôt, vers six à huit mois, ou plus tard, vers six à sept ans, au moment de la seconde dentition et d'une *forte poussée de croissance*, on peut dire pourtant que *l'âge scolaire*, de dix à quatorze ans, fournit le plus de scoliotiques, soit qu'il s'agisse de l'*exagération* d'une *prédisposition* antérieure ou d'une *déformation tardive* acquise.

Durant toute l'enfance, de *nombreuses fautes* d'hygiène tendent à déformer la colonne vertébrale, et une *attitude vicieuse* toujours la même, chez le même enfant, tend à transformer cette attitude *passagère* en une *déviation stable*.

Ainsi les nourrissons sont portés presque toujours couchés sur *leur flanc droit*, sur le bras gauche de la nourrice. Scoliose à *convexité droite*.

Ils sont, plus grands, portés sur le bras gauche, assis sur *le plan incliné* de l'avant-bras ; l'enfant se rejette sur la poitrine de sa porteuse qu'il tient par l'épaule, en levant plus ou moins l'épaule droite : *Courbure à convexité droite dorsale* unique ou compliquée d'une courbure de compensation *lombaire*.

Sont-ils assis sur les genoux *gauche* de leur mère qui travaille, et ceci pour ne pas gêner les mouvements du bras droit ; *le dos s'affaisse* en *cyphose totale*, le plan incliné du genou amène des *déviations latérales*.

Une autre habitude vicieuse habituelle est celle que l'enfant prend au *lit* soit pour *dormir* (position *ventro ou dorso-latérale*), soit lorsqu'il est plus grand, au cours d'une convalescence (cyphose, scoliose, etc.).

Mais j'en arrive aux *déviations d'origine scolaire* qui font surtout le *but de cette étude*.

Les enfants de cinq à douze ans passent à *l'étude* dans la STATION ASSISE, soit en *classe*, *soit chez eux* un nombre d'heures qui va en croissant avec l'âge, et cette position, est sauf de rares exceptions, *déplorable* et la cause la plus *fréquente* des déviations.

Il est *difficile*, impossible même, de rester *assis droit*, car cette position ne se maintient qu'à l'aide de la contraction des muscles du tronc ; ceux-ci *fatigués*, l'enfant cherche pour les délasser, à trouver un appui auxiliaire sur la table par l'intermédiaire des coudes ou des avant-bras.

Lorsqu'en lisant, l'enfant *met ses deux coudes sur la table*, et *la tête dans ses mains*, *position proscrite*, c'est encore la meilleure *attitude*, qu'il puisse prendre dans ces conditions, à part une légère *cyphose*.

Mais en général, il prend une *position asymétrique* qui dépend des dispositions *de la table et du siège*, *de l'éclairage*...

Schenk qui a peut-être le mieux étudié l'attitude scolaire, n'a pour ainsi dire pas vu d'enfants bien assis :

« Sur 200 enfants, 160 déplacent leur thorax à
« gauche par rapport au bassin, de manière à faire
« supporter le poids du corps par le coude gauche
« — d'où *scoliose totale gauche*... 34 se déplacent

« à droite tout en se tordant *à gauche fortement :*
« scoliose *lombaire gauche* — dorsale droite.

« La cyphose est encore bien plus générale « chez les enfants qui mettent le plus loin leurs « coudes sur le côté. »

La même position conservée tous les jours pendant des heures et aussi pendant des années, est devenue une véritable attitude professionnelle, et la *scoliose* est la *maladie professionnelle* de l'écolier, ainsi que le dit Lorenz.

Pour s'en rendre compte, faites écrire un enfant en lui laissant prendre son attitude familière, et de suite il se place *de travers* à sa manière : attitude fixée par l'habitude.

Si les filles sont plutôt libérées de classe que les garçons, elles sont en revanche déformées par les travaux *d'aiguilles*, *par le piano,* cause d'attitudes déplorables.

Il n'est pas jusqu'au *port des livres* de classe, serviette sous le bras, ou sac porté latéralement, et qui dévient les enfants très fréquemment.

TRAITEMENT PRÉVENTIF

Il suffit de penser aux causes des déviations de la colonne vertébrale pour voir quelle place devrait tenir dans l'éducation le traitement préventif des difformités de la taille, ce traitement n'étant composé que d'une série de mesures d'hygiène.

Il faut *porter* rationnellement les nourrissons sains, *surveiller* de près l'attitude des enfants couchés ou assis, et avant tout *varier* leur attitude.

Il faut éviter certaines fautes dans l'*habillement* des enfants, d'abord *réduire au minimum le nombre et le poids des pièces de vêtement*. La brassière sera large de poitrine ; il faut que l'enfant puisse faire une large respiration sans être gêné par les vêtements, sans quoi il *rentre* la poitrine et *se voûte*.

Les *jarretelles attachées à la brassière* sont également à *surveiller*, d'abord parce que beaucoup d'enfants les tendent d'une façon exagérée, ce qui tend à faire basculer le bassin et produit une *cyphose* de plus en plus accentuée.

Chez les *cyphotiques*, le mieux est de supprimer les *jarretelles*, quitte à les remplacer par des jarretières, quand on ne peut recourir simplement aux chaussettes.

Chez les garçons, il faut que les bretelles ne soient pas trop tendues et mieux vaut l'emploi de *la ceinture*.

D'une manière générale, les vêtements d'enfant pèsent lourdement sur la base de la nuque qui ne se redresse qu'à l'aide d'un effort considérable. — *Allégeons* ou *supprimons les cols empesés*.

Pour les filles, c'est beaucoup demander que de se tenir à peu près droite, sans soutien, quand le dos est faible. Elles se trouvent bien, *d'un corset bien fait* à *dos élevé* et *bien baleiné*, le dos doit être entier, laçé une fois pour toutes, afin de fournir un point d'appui aux épaulières : celles-ci vont se fixer très haut sur la ligne axillaire postérieure et se croisent sur les omoplates en empêchant les épaules de tomber en avant.

Il faut consacrer beaucoup plus de temps aux *exercices physiques*, et ne plus négliger les jeux et les exercices pendant la durée de la croissance.

C'est là un des plus graves défauts de l'éducation actuelle : alors que les *attitudes vicieuses* de l'étude sont conservées une grande partie de la *journée*, et cela tous les *jours* et pendant des *années*, la gymnastique n'a droit dans les écoles qu'à une *heure* à une *heure et demie* par semaine ; cependant, depuis quelque temps, certains établissements ont introduit la gymnastique quotidienne.

Le jour où la gymnastique quotidienne sera devenue à l'école comme à la maison, une habitude, un besoin, la *scoliose* aura certainement *disparu* en partie.

La question des *sièges et des tables de travail* est fort importante. Elle a suscité de nombreuses études et l'invention d'une quantité de *modèles de meubles de classe*.

La première condition *est que la hauteur des sièges et des tables* soit variable, adaptable à la taille de l'enfant, ce qui est toujours assez compliqué et coûteux ; mais il n'y a pas de *mobilier rationnel sans cela.*

SCHENK a fait construire un mobilier scolaire dont voici la description : ses particularités sont le siège et le dossier inclinés qui obligent l'enfant à occuper toute la profondeur du siège et à s'adosser : le pupitre peut être avancé ou reculé et changé de hauteur ; mais son inclinaison est variable. Le *petit banc se déplace aussi.*

Quel que soit le modèle de la table que l'on emploie, il faut que le mobilier garde les proportions suivantes :

La *table ou le pupitre est d'une hauteur telle que les coudes s'y posent naturellement,* sans que les épaules soient levés. La hauteur du siège est égale à celle de *la table moins la distance qui sépare le siège du coude ;* la profondeur du siège doit être telle que la *cuisse s'y appuie presque jusqu'au creux poplité.*

Le *dossier* doit monter jusqu'à la partie supérieure de la région dorsale.

Il n'y a aucune *raison* pour faire asseoir l'enfant, à *même le bois,* ce qui rend la station vite *insupportable* et l'enfant se met en *cyphose,* s'asseyant sur son sacrum, ou sur l'un ou l'autre des ischions.

Un mot encore concernant les sièges de piano ; le tabouret classique rembourré en dos d'âne doit disparaître pour être remplacé par une chaise raisonnable dans le genre de celle de Roth où les épaules peuvent être maintenues fixées au dossier par des bretelles *ad hoc*. Cette question est loin d'être négligeable pour des fillettes qui passent deux à trois heures et plus par jour au piano.

Mais tout en cherchant les meilleurs meubles possibles, il faut se dire avant tout que l'attitude quelque bonne qu'elle soit ne doit pas être gardée trop longtemps. Pour nous résumer, il devrait être introduit, dans la vie scolaire, quelques règles d'hygiène orthopédique, qui consisteraient en la *moindre durée* des périodes *assises;* en de *fréquentes* stations *debout*, au *tableau*, en l'exécution *quotidienne* de mouvements de gymnastique rationnelle. Le mobilier scolaire devrait aussi être *conforme* aux *principes* que nous avons énoncés plus haut.

Tous les enfants des écoles devraient être *examinés* au début de l'année; leurs mauvaises attitudes seraient *signalées* sur une fiche spéciale, et un traitement conforme devrait être appliqué par le professeur, contrôlé par le médecin. D'ailleurs, un certain nombre d'instituteurs suivent actuellement les cours de l'École de Joinville; mesure qui donnera certainement des résultats très rapides et très précieux.

A Lille, au Lycée Faidherbe, nous avons, d'accord avec M. Salé, son éminent Proviseur, vu au début de l'année scolaire tous les élèves et noté toutes leurs attitudes, ainsi que leur conformation générale, en appliquant pour chaque cas de déformation un traitement approprié. Les résultats de cette pratique ont été à la fin de l'année tout à fait probants.

En agissant ainsi, nous avions la conviction de travailler à perfectionner la race et de donner ainsi aux enfants des qualités physiques qui les mettaient à même de mieux lutter pour la vie.

V

L'ÉCOLE SALUBRE

PAR LE Dr A. CALMETTE

Directeur de l'Institut Pasteur de Lille.

Beaucoup de grands éducateurs proclament avec raison la nécessité de développer dans nos écoles l'enseignement de l'hygiène qui est, de toutes les sciences, la plus utile à l'homme puisqu'elle lui apprend à conserver le plus précieux de ses biens : la santé. Il faut avouer que, dans les programmes de l'instruction primaire, on ne fait pas encore à cette science si indispensable la place à laquelle elle a droit. Aussi devons-nous louer hautement ceux qui, comme notre éminent recteur, M. Georges Lyon, s'appliquent à combler cette lacune. M. Lyon a eu la généreuse pensée d'appeler quelques-uns d'entre nous à collaborer à son œuvre. Nous en sommes fiers, et je le remercie pour ma part de m'avoir confier le soin de vous parler aujourd'hui de l'*école salubre*.

On vous a appris la *puériculture*, c'est-à-dire l'art de bien élever les petits enfants, de les soustraire à la mort à laquelle, jusqu'à ces dernières années, hélas ! un trop grand nombre d'entre eux étaient voués. Mais à quoi servirait d'avoir de beaux enfants, bien venus, de les bien alimenter, si l'on devait ensuite entraver à l'école leur développement physique, les laisser décimer par les maladies contagieuses ou compromettre l'épanouissement de leur intelligence ?

Pour que ces enfants restent sains, il faut que l'école soit saine ; il faut aussi que vous leur appreniez à éviter hors de l'école tout ce qui peut compromettre la santé.

Le local a son importance ; mais la manière dont il est tenu, dont il est aéré, éclairé, chauffé et meublé en a une plus grande encore. Et il ne suffit pas d'avoir de belles écoles proprement tenues, bien meublées, bien éclairées, bien chauffées et bien ventilées : le palais le plus somptueux, la maison la mieux construite, peuvent devenir en quelques semaines aussi insalubres que les plus malsains taudis, si ceux qui les occupent ignorent les préceptes essentiels de l'hygiène !

On a pu dire autrefois que le principal ennemi de l'homme c'est l'homme : « *homo homini lupus !* » Sans doute, les loups humains sont nombreux ; mais tous ne sont pas des criminels volontaires. Le plus grand nombre d'entre eux pêche par ignorance ou par insouciance, par égoïsme ou par cupidité.

L'égoïsme et la cupidité sont assurément des maux difficiles à guérir. Pendant longtemps encore, malgré nos efforts d'éducation, il y aura des misérables qui n'hésiteront pas, par exemple, à falsifier les aliments des autres hommes, jusqu'au pain, au vin où à la bière du pauvre, jusqu'au lait dont la pureté est si indispensable à l'enfance, jusqu'aux médicaments qui devraient être trois fois sacrés à ceux qui en ont la garde ! Heureusement, la science est armée pour démasquer les fraudes et la loi est en train de devenir impitoyable aux fraudeurs.

Mais combien de malheureux se rendent malades eux et leur entourage, parce qu'ils ignorent les moyens de se préserver de la maladie ? Si nous avions su ! se disent-ils après. — Eh ! bien, il faut savoir *avant*. Et pour qu'ils sachent *avant*, il faut organiser dans les écoles l'enseignement de l'hygiène. Ne vaudrait-il pas mieux, je vous le demande, apprendre aux enfants une bonne règle de conduite pour conserver leur santé et celle des autres, que de les faire pâlir sur l'histoire des Mérovingiens ?

Cette règle de conduite, c'est à vous qu'il appartient de l'établir. Il faut que vous deveniez les apôtres, les propagandistes passionnées et infatigables du culte de l'hygiène, non seulement à l'école, mais aussi hors de l'école, jusque dans les familles de vos élèves. Alors, grâce à vous, l'école sera réellement, intégralement, ce qu'elle doit être : le milieu de culture où se développe la jeune humanité prête à entrer dans la vie, forte et saine, apte au progrès et à la vie sociale.

Une femme de grand mérite, Mme A. Moll-Weiss, directrice de l'*École des mères* récemment fondée à Paris sous le patronage de M. Cheysson, a présenté, sous la forme du décalogue que voici, les préceptes fondamentaux de l'hygiène scolaire :

I. — Dans l'intervalle de deux leçons consécutives, tu ouvriras largement les portes et fenêtres de la classe.

II. — Tu laisseras aux enfants le temps de mâcher les aliments que tu auras intelligemment choisis.

III. — Après le repas, tu ne permettras aux enfants que des exercices physiques modérés.

IV. — Tu n'oublieras pas que la fatigue due à l'effort physique s'ajoute à celle qu'occasionne l'effort intellectuel.

V. — Les poussières sont le véhicule des maladies : tu défendras donc le balayage à sec.

VI. — La propreté étant le meilleur antiseptique, tu veilleras à son observation sévère.

VII. — Laisse entrer le soleil dans l'école le plus et le plus longtemps possible ; c'est l'ami de de l'homme.

VIII. — L'humidité et l'ombre sont les ennemis de l'enfant, tu craindras pour lui les coins sombres et les murs ruisselants.

IX. — L'eau est une excellente boisson ; bien employée, elle nettoie et endurcit le corps de l'homme : inspire à tes élèves l'amour de l'eau.

X. — Le maître le meilleur est celui qui, tout en enseignant à ses élèves ce qu'il leur importe de savoir, leur fait passer à l'air libre le plus grand nombre d'heures.

Ce décalogue résume admirablement *ce qu'on ne doit jamais oublier ;* mais il faut savoir faire davantage et je voudrais vous montrer qu'avec une claire compréhension de vos devoirs, qu'avec l'autorité morale que vous savez exercer sur vos élèves et sur leurs familles, vous pouvez et devez être en hygiène, comme vous l'êtes en morale, les éducatrices du peuple.

Il ne saurait y avoir d'école salubre là où l'action bienfaisante de l'instituteur ou de l'institutrice reste limitée aux écoliers et ne s'étend pas en même temps aux parents de ces écoliers.

C'est qu'en effet la salubrité de l'école ne consiste pas seulement à entretenir en parfait état de propreté les locaux où se font les classes et le mobilier scolaire. Sans doute, il est utile que ces locaux soient bien aménagés, bien ventilés, bien éclairés et bien chauffés ; sans doute le choix du mobilier scolaire, son adaptation à l'âge des enfants, méritent toute votre sollicitude. Mais combien sont plus importantes les mesures que vous prendrez, les leçons que vous donnerez, les indications que vous fournirez en vue d'assurer le développement normal, physique et intellectuel des enfants et en vue de leur éviter les atteintes des maladies contagieuses!

La première règle à adopter pour que l'école soit *saine* est de n'y admettre que des enfants *sains*. Or, cette sélection n'est possible que si, chaque année, à la rentrée, tous les élèves sont astreints à subir la visite du médecin inspecteur de l'école. Et pour que cette visite soit utile et efficace, il faut adopter partout le système des *livrets scolaires individuels de santé*.

Lors du premier congrès d'hygiène scolaire tenu en 1903, le Dr Letulle exprimait ce vœu que « tout élève en cours de scolarité soit muni, par mesure administrative, d'un carnet individuel de santé qui le suivrait pendant toutes ses classes et sur lequel seraient inscrits, non seulement les progrès accomplis dans sa taille, sa corpulence et son poids, mais encore les différents accidents pathologiques subis au cours de ses études ;

« Que, de plus, tout élève admis dans une école quelconque ressortissant aussi bien à l'enseignement primaire qu'aux autres enseignements, subisse un *examen médical d'entrée* avec notification explicite sur son carnet de santé de l'état de ses organes, en particulier des organes de la vue, de l'ouïe, des appareils de la circulation et de la respiration, sans oublier la dentition, la stature et le développement intellectuel. »

M. Letulle demandait également qu'en tête de ce petit livret on inscrivît, surtout à l'usage des familles, des instructions générales sur l'hygiène.

Ce vœu fut adopté et sa réalisation a été réclamée depuis avec insistance par d'autres congrès. Mais jusqu'à présent un bien petit nombre de villes seulement en ont tenu compte. Parmi ces villes, Nice s'est distinguée entre toutes. Voici trois ans déjà que les 6.000 élèves de ses écoles municipales sont pourvus d'un livret scolaire individuel de santé qui peut servir de modèle.

Non seulement l'institution de ce livret permet d'éliminer les enfants porteurs de maladies contagieuses telles que la tuberculose, la teigne, la gale, etc..., à la rentrée des classes, mais il offre l'avantage précieux de renseigner les familles sur la nécessité de recourir de bonne heure aux soins éclairés d'un médecin dans tous les cas où l'intervention immédiate de celui-ci peut éviter pour l'avenir des désordres plus graves, menaçant la santé ou l'intégrité des organes; par exemple, lorsqu'un enfant souffre de végétations adénoïdes de la gorge ou du nez, ou lorsqu'il est atteint de troubles fonctionnels de l'ouïe, de la vue ou du cerveau.

Un autre type très recommandable de livret

médical scolaire est celui que M. Butte a fait adopter à Paris dans les écoles du 6e arrondissement. Il est divisé en deux parties : l'une comprend les indications fournies par la famille (nom, prénoms, lieu et date de naissance, mode d'allaitement, dates et résultats de la vaccination et des revaccinations, âge de la parole, âge de la marche, maladies antérieures, état de santé du père, de la mère, des frères et sœurs, etc...). L'autre porte sept colonnes correspondant aux années de la scolarité et dans lesquelles sont inscrits chaque année le poids, la taille, le périmètre thoracique, l'état de la dentition, l'acuité visuelle, l'acuité auditive, l'état pathologique de l'année.

Grâce à ces indications soigneusement recueillies, on peut donner à temps les conseils les plus utiles aux maîtresses et aux familles ; on peut découvrir des troubles de la vision ou de l'ouïe insoupçonnés, auxquels on remédie dans la mesure du possible par des soins appropriés et en faisant changer les enfants de place par exemple ; on peut aussi reconnaître dès leurs débuts les vices de développement, les déformations de la colonne vertébrale qui résultent le plus souvent d'attitudes vicieuses et qui, sans cet examen, ne tarderaient pas à s'aggraver.

Quelques pédagogues ont manifesté la crainte que l'extension de l'importance donnée aux inspections médicales des écoles par l'institution des livrets individuels de santé transforme en quelque sorte l'école en un véritable dispensaire. Il leur paraît préférable que le médecin n'intervienne qu'en ce qui intéresse à proprement parler l'école (vision, audition, maladies contagieuses) et laisse le reste aux médecins des familles. Cette conception n'a évidemment pas sa raison d'être dans les campagnes où, presque toujours, le médecin inspecteur de l'école est en même temps celui des familles.

M. Chabot, dans un article publié par la *Revue Pédagogique*, a très heureusement défini l'action du médecin scolaire telle que chacun doit la comprendre : « Le rôle essentiel du médecin est de garantir l'école des maladies contagieuses ou d'en arrêter le développement. Il doit reconnaître les enfants menacés ou déjà atteints ; décider les parents à soigner les malades et les infirmes ; discerner les anormaux ; contrôler avec autorité les services de propreté, d'aération et de chauffage ; contrôler la vie physique des écoliers et même leur régime de travail. »

Pour qu'il puisse remplir utilement sa fonction, il faut qu'il y soit aidé par les maîtres d'école, et ceux-ci ne peuvent l'aider efficacement qu'à condition de posséder eux-mêmes des notions suffisantes d'hygiène.

Les plus essentielles de ces notions se rapportent à la *prophylaxie des maladies transmissibles ou contagieuses.*

Il faut que l'instituteur ou l'institutrice sachent refuser l'entrée des classes et renvoyer tout de suite dans leurs familles les enfants suspects de gale ou de teigne, les porteurs de poux et ceux qui présentent des symptômes pouvant faire craindre la rougeole, la scarlatine, la diphtérie, les oreillons, la coqueluche ; il faut aussi et surtout, dans leur propre intérêt comme dans celui de toute la population scolaire, qu'ils ne conservent jamais d'enfants atteints de tuberculose.

Cette terrible maladie est un véritable fléau pour nos écoles publiques. Les travaux de Grancher et de ses élèves ne nous ont-ils pas montré combien elle est particulièrement fréquente, puisque sur 876 élèves examinés à Paris, 141 présentaient des signes manifestes de tuberculose ? Il en est à peu près de même dans toutes les grandes villes, surtout dans les cités surpeuplées de notre région.

Sans doute, l'immense majorité de ces enfants, déjà touchés par le bacille, ne porte que des lésions ganglionnaires non contagieuses et, pour la plupart, curables avec les seuls soins d'une bonne hygiène. Mais il n'en est pas moins vrai que, chez un bon nombre d'entre eux, le mal va s'aggravant, qu'il se transforme en tuberculose pulmonaire ouverte et qu'il peut se transmettre avec d'autant plus de facilité qu'on y prend moins garde.

C'est un fait bien connu que les instituteurs et les institutrices sont durement frappés par la tuberculose. Brouardel a prouvé que, dans les grandes villes, 20 p. 100 des maîtres en meurent. Dans certains départements, particulièrement en Bretagne, la situation est encore pire. Pourtant il s'agit de sujets que leur vie généralement régulière et sobre devrait préserver mieux que tous autres. S'ils sont ainsi décimés, c'est évidemment parce que leurs écoles, leurs logements et leur hygiène sont défectueux.

Les pouvoirs publics s'en sont émus et récemment la Commission permanente de préservation contre la tuberculose a été appelée à délibérer sur les moyens propres à enrayer le mal. Elle a élaboré tout un programme que les règlements scolaires devront se charger de faire appliquer. Ce programme énonce avec clarté les mesures propres à rendre l'école salubre ; il précise les conditions d'aération, de chauffage, d'alimentation et aussi les soins de propreté corporelle, la durée des heures de travail, de sommeil, de repos, les exercices physiques auxquels il convient de soumettre les écoliers.

Les mêmes mesures sont applicables à la prophylaxie des autres maladies contagieuses. Il en est une pourtant que le règlement ne prévoit point, et à laquelle il faut se hâter de recourir toutes les fois qu'un élève déjà malade a séjourné dans l'école : c'est la *désinfection*.

Celle-ci peut être réalisée à très peu de frais, sans qu'il soit nécessaire de recourir aux procédés coûteux en usage dans les grandes villes. On peut l'effectuer très simplement à l'aide de badigeonnages à la chaux des murs, et de lavages des planchers, des tables et des bancs avec une solution de 20 grammes de chlorure de chaux par litre d'eau tiède. Ces lavages se font avec des brosses de chiendent à manches. Ils coûtent si bon marché qu'on devrait les répéter au moins chaque mois.

Il est plus difficile de désinfecter les livres, les cahiers et les objets divers qui servent à l'enseignement, tels que les cartes de géographie. Or, les livres, les crayons et les porte-plumes surtout, sont accusés avec juste raison de servir de véhicule aux microbes de la diphtérie. Pour rendre ces objets inoffensifs lorsqu'ils ont été contaminés, il faudrait que chaque école possédât une armoire-étuve à formol, semblable à celles qu'utilisent aujourd'hui certaines bibliothèques et qu'on peut voir fonctionner à la bibliothèque universitaire de Lille. Les désinfections y sont faciles, efficaces et peu coûteuses. Un appareil de ce genre devrait faire partie du mobilier obligatoire de chaque école.

Lorsque plusieurs cas de maladie contagieuse telle que la diphtérie ou la rougeole se sont manifestés dans une classe, il arrive souvent que les maîtres et les parents eux-mêmes réclament le licenciement et la fermeture provisoire de l'école. Cette mesure s'impose dans quelques circonstances, mais il ne faut y recourir que lorsqu'elle est indispensable, car il arrive souvent que le licenciement des élèves, au lieu de supprimer la contagion, l'aggrave, parce que les enfants n'étant plus surveillés se contaminent plus facilement pendant les jeux hors de l'école et transportent les germes de maladie dans les familles qu'ils fréquentent. Pour ce qui est de la diphtérie surtout, il est beaucoup plus efficace de supprimer la possibilité de la contagion par la sérothérapie préventive, laquelle consiste à injecter à chaque enfant, particulièrement à ceux qui sont voisins de classe, ou aux membres d'une même famille, quelques centimètres cubes de sérum antidiphtérique. L'adoption de cette mesure, complétée par une désinfection soigneuse, écarte beaucoup plus sûrement tout danger d'épidémie que la fermeture de l'école.

Outre les maladies épidémiques ou contagieuses, il est un grand nombre d'autres maladies, surtout celles qui frappent le tube digestif, qu'une bonne hygiène doit pouvoir éviter. Ces maladies résultent presque toujours d'une alimentation défectueuse et, lorsqu'elles se prolongent, il n'est pas rare qu'elles entravent le développement physique des enfants. Un excellent moyen de les combattre consiste à multiplier les *cantines scolaires*. Organisées en principe dans un but philanthropique, ces institutions permettent de donner aux enfants des nécessiteux, ou domiciliés loin de l'école, une alimentation saine et abondante. Elles fournissent de plus aux maîtres l'occasion de faire un peu d'hygiène pratique, d'inculquer aux élèves de bonnes habitudes, de leur apprendre à mâcher leurs aliments, de donner aux fillettes les éléments d'un excellent enseignement ménager.

L'école salubre possédera donc un réfectoire. Elle sera également pourvue d'un vestiaire avec un nombre de lavabos suffisants pour que chaque enfant puisse se laver les mains avant les repas, avant les classes et après les récréations. Ces lavages fréquents des mains sont extrêmement utiles pour éviter l'introduction de microbes dangereux dans le tube digestif.

Enfin, l'école salubre se préoccupera dans une large mesure d'assurer le développement physique des enfants par l'éducation gymnastique et par les jeux de plein air. L'éducation gymnastique n'est pas pratiquée dans les écoles rurales. C'est une lacune qu'il faut se hâter de combler ; elle peut l'être facilement et sans aucun frais par l'adoption de la méthode suédoise qui ne nécessite point d'agrès et donne des résultats excellents.

Quant aux jeux de plein air, on devrait les rendre obligatoires chaque jour comme les heures de classe, et ces classes elles-mêmes, pendant la belle saison, gagneraient à être remplacées, le plus souvent possible, par des promenades instructives, par des leçons de choses, par des excursions botaniques ou géologiques, par la marche, la bonne vieille marche au grand air pur des champs.

Rien n'est plus salutaire pour la jeunesse de nos écoles que les grandes excursions organisées sous la conduite des maîtres, telles que celles qu'a instituées et propagées le Dr Cayla, de Paris, avec la section scolaire du club alpin, excursions aux environs de Paris, en province, dans la montagne. Chaque année des caravanes de jeunes garçons et de jeunes fillettes s'en vont ainsi pour plusieurs jours faire provision de santé, de force et de bonne humeur, en gravissant à pied quelques-unes de nos montagnes des Cévennes, de l'Auvergne ou des Alpes. Les maîtres et les élèves des écoles de nos grandes villes du Nord trouveraient un égal profit à les imiter.

L'enfant du peuple, condamné trop souvent à vivre dans un logement étroit et malsain, doit ainsi trouver à l'école le milieu salubre qui en compense les funestes effets et en atténue l'influence : il doit y modifier ses mœurs, son caractère, y contracter des habitudes d'ordre, de propreté, d'hygiène, dont il n'a pas toujours l'exemple sous les yeux dans la maison paternelle ; et la maison paternelle elle-même profitera des leçons que vous lui aurez données.

L'hygiène et l'éducation sont solidaires l'une de l'autre : elles sont, l'une et l'autre, les vraies sources de la civilisation et du bien-être. On a dit depuis longtemps, et avec raison, que la richesse d'un pays ne se mesure pas par le nombre de ses millionnaires, mais bien par le plus petit nombre de ses souffreteux. Enseignez donc l'hygiène à vos jeunes élèves et n'oubliez jamais, Mesdames, que si, par la morale comme par vos exemples, vous faites des citoyens conscients de leurs devoirs, honnêtes, libres et bons, par l'hygiène vous ferez des citoyens forts !

VI

LA PROMISCUITÉ DE L'ENFANT AVEC LES ANIMAUX EST-ELLE DANGEREUSE ?

PAR M. C. GUÉRIN.

De l'Institut Pasteur de Lille.

A l'origine des choses, les animaux inférieurs parasites, de tempérament naturellement paresseux, et les microbes du genre malfaisant, tinrent conseil et suivant leurs aptitudes et leurs goûts, se répartirent les espèces animales supérieures, l'homme y compris, avec mission de vivre à leurs dépens, sans préjudice des dommages causés.

Nous sommes encore à nous demander à quel mobile secret a obéi la nature en favorisant l'évolution de cette catégorie d'êtres oisifs contre lesquels, dès l'aube de la vie, les animaux et l'homme ont dû entreprendre une lutte sans merci, lutte qui souvent, même encore aujourd'hui, tourne au désavantage des plus perfectionnés.

Quoi qu'il en soit, remarquablement organisés

pour la lutte pour la vie, les petits et infiniment petits ont subi brillamment les assauts de milliers de générations combatives, et sans ambition aucune, se complaisant dans leur médiocrité sociale, nous sont parvenus tels que nous les connaissons, réfractaires à toute domestication, et paraissant se rendre compte que l'avenir appartient aux petits qui vivent par leur surface et non aux gros qui meurent par leur masse.

Je n'oserais pas dire que la médecine dans cette lutte de longue haleine a été vaincue ; mais il faut convenir que si, dans quelques rares cas, elle a obtenu quelques succès, dans d'autres, beaucoup plus nombreux, elle s'est montré sinon inefficace, tout au moins impuissante.

De guerre lasse, les médecins, pour employer une expression empruntée aux milieux parlementaires, ont changé leur fusil d'épaule, de guérisseurs qu'ils étaient, ils sont devenus hygiénistes, et suivant le vieil adage : Mieux vaut prévenir que guérir, ils ont fait de la médecine préventive.

Avons-nous gagné à ce changement d'orientation ?

Oui ! car partant de ce principe, qu'il faut pour lutter contre les maladies d'abord les bien connaître, c'est vers l'étude des causes que tous les efforts ont été dirigés, et c'est par le fait même de l'étude approfondie des causes que les effets ont été supprimés tout au moins en partie.

Est-ce à dire que la connaissance intime de la vie de ces parasites et de ces microbes doive aboutir à bref délai à la disparition des accidents qu'ils occasionnent ? Il serait prématuré de l'affirmer, mais néanmoins les résultats obtenus dans cette voie sont si encourageants qu'il n'est pas permis, à nous hygiénistes, de douter de l'efficacité du palliatif que nous préconisons, à savoir : la connaissance et l'application des règles d'une sévère hygiène.

La promiscuité de l'enfant avec les animaux est-elle dangereuse ? Poser ici la question c'est y répondre par l'affirmative ! Je dois vous avouer que le mot dangereux est peut-être un peu gros dans la majorité des cas. Les animaux sont les auxiliaires et souvent les commensaux de l'homme, si réellement cette promiscuité avait fait courir à notre espèce de sérieux dangers, les générations successives auraient constaté la nocuité d'un tel voisinage et les conditions dans lesquelles sont traités nos animaux auraient été modifiées. En conciliant les habitudes existantes et les règles de l'hygiène qui nous servent d'objectif, il est plus juste de dire que la promiscuité de l'enfant avec les animaux cause à celui-ci des incommodités, souvent, des dangers quelquefois.

Et cependant les liens d'affection qui unissent l'enfant aux animaux sont restés immuables. Résultent-ils ces liens d'affection d'un atavisme lointain de vie commune dans l'arche de Noé; ou bien d'une éducation spéciale du jeune être, vers l'attrait de cette beauté et de cette bonté particulières que nous reconnaissons aux animaux? Je pencherais volontiers pour cette dernière hypothèse. Les sensations éprouvées par l'enfant sont toutes le résultat de l'éducation, et nous savons que celles qui sont ressenties le plus tôt, sont celles dont l'empreinte demeure le plus sûrement gravée.

Prenons l'enfant dans sa toute première jeunesse, presqu'au berceau. A peine a-t-il connu l'usage qu'il peut faire de ses doigts, qu'on le voit se familiariser avec une satisfaction évidente avec les effigies de nos races animales, distribuées à profusion par le grand Saint-Nicolas ou le petit Noël : moutons crêpus aux cornes d'or, chevaux et bœufs au ventre creux et caoutchouté, chiens et chats au pelage soyeux.

L'enfant apprend par ces jouets les premières manifestations de la vie extérieure, et la docilité et la placidité de ses premiers amis, font qu'il conservera plus tard, lorsqu'il sera mis en présence de la réalité, le sentiment attendri et délicieux des circonstances et des choses qui ont charmé sa première enfance.

Encore ces premiers contacts de l'enfant avec les animaux en caoutchouc, ne sont-ils pas sans présenter de sérieux inconvénients. Je ne vous rappelle que pour mémoire la circulaire de M. le

Préfet de police de Paris, invitant les fabricants de ces jouets pour tous petits enfants, à n'employer pour leur fabrication que des peintures inoffensives ; l'enfant ayant ceci de commun avec les jeunes animaux, de ne pouvoir se rendre compte d'une façon exacte de la forme et de la valeur d'un objet, sans l'avoir copieusement dégusté.

Mais les semaines et les mois ont passé, déjà l'enfant marche seul, les animaux en caoutchouc ont cessé de plaire ; et c'est avec une joie délirante, qu'il accueille l'arrivée du tout petit chat que le père en rentrant un jour, apporte comme commensal : « Double but, dit ce dernier, l'animal éloignera les souris, race malfaisante, et deviendra pour l'enfant un camarade de jeux, fort apprécié d'ailleurs. Il est vrai que nous courons le risque des coups de griffes malencontreux ; mais ne faut-il pas que l'enfant apprenne à connaître le bon et le mauvais côté des animaux et des choses. » Je n'insiste pas sur ces petits griefs imputables aux chats. Il ne faut pas, en effet, s'en exagérer la gravité.

Dans la suite, suivant les conditions sociales dans lesquelles est appelé à vivre l'enfant, les animaux commensaux du logis familial augmentent de nombre, en même temps que sont variables les espèces choisies en raison du goût et des préférences : les chiens, les lapins, les cochons d'Inde, les volailles surtout celles de petite race, enfin les oiseaux de luxe, les perruches et les perroquets.

Le moindre inconvénient qui puisse résulter de ce voisinage animal, consiste dans l'émigration sur l'enfant des poux et des puces, hôtes normaux des espèces considérées.

On a discuté longtemps sur le passage plus ou moins facile sur l'homme des poux et des puces d'origine animale. Aujourd'hui, il est un fait scientifiquement démontré, c'est que ces animaux peuvent devenir très facilement des parasites temporaires de l'enfant. Les poux, quoi qu'en disent les vieilles légendes, sont inutiles à la santé des enfants, et les puces sont susceptibles d'inoculer par leurs piqûres des maladies transmissibles par inoculation, notamment la peste humaine. Il est bien établi maintenant que la transmission de la peste bubonique du rat à l'homme se fait par l'intermédiaire des puces, qui par la voie du chien arrivent jusqu'à nous. D'ailleurs, ces petits animaux n'auraient-ils que l'inconvénient de troubler le sommeil des enfants que nous devrions nous appliquer à les en préserver. Il faut cependant insister sur une espèce de poux spéciale aux volailles, les *dermanysses*, et qui sont susceptibles d'émigrer sur l'homme et surtout sur l'enfant en occasionnant une véritable affection cutanée, avec prurit intense et nécessitant un véritable traitement médicamenteux.

Cette affection, longtemps méconnue par les médecins de l'homme, a été trouvée depuis que la cause est certaine, beaucoup plus fréquente qu'on aurait cru.

De nombreux enfants ont été traités, avec succès d'ailleurs, dans les hôpitaux et pour lesquels le simple éloignement des volailles hébergeant ces poux spéciaux, eut suffi à assurer la guérison de l'affection cutanée.

Le pou de la poule est très petit, et présente ceci de particulier, que pendant la journée il quitte le corps de sa victime pour se cacher dans les anfractuosités des perchoirs et des murailles du poulailler ; ceci vous explique pourquoi sa présence a été longtemps méconnue. De même chez l'enfant qu'il abandonne au lever du soleil, pour se cacher sous les matelas, et dans les interstices du bois des lits, pour ne l'envahir que la nuit pendant son sommeil.

Tout autrement se comporte le gros pou du pigeon, l'*argas,* qui pique surtout la peau fine de l'enfant pendant le jour en produisant une petite lésion vésiculeuse très douloureuse, simulant une piqûre de guêpe. Les pigeons ne paraissent pas très sensibles à ces piqûres, surtout si les argas qu'ils hébergent sont en assez petit nombre.

Pour en finir avec les puces et les poux, il faut vous signaler encore que le chien et surtout le chien de chasse ou de berger, est souvent envahi, surtout pendant l'été, par un insecte de grande taille, aplati, blanc grisâtre, que l'on appelle la *tique* ou le *ricin*, car la forme de son corps est semblable à celle d'une graine de ricin. Ces insectes sont solidement implantés dans la peau à l'aide de mandibules puissantes en forme de fer de lance : lorsqu'on essaie d'arracher une tique de la peau du chien, régulièrement les mandibules restent au point où elles sont implantées et le corps seul cède à la traction. Ces tiques causent aux chiens des démangeaisons très vives, que seul l'enlèvement des parasites peut calmer.

Les enfants peuvent accidentellement être piqués par les tiques et cette piqûre n'est pas sans présenter de sérieux inconvénients. Il m'a été donné de voir au cours des vacances dernières un enfant de quatre ans qui brusquement manifesta une vive douleur au mollet gauche. Le bas de laine fut enlevé et je trouvai fixé à la partie externe du mollet une tique de grosse dimension. Je fis de vains efforts pour l'extirper toute entière, les mandibules restèrent implantées dans la peau de l'enfant. Quelques jours après, une rougeur et une tuméfaction assez intenses s'étant manifestées au point de la morsure, un petit abcès s'ouvrit et ce qui restait de la tique fut expulsé dans le pus.

Il fut extrêmement facile de trouver la provenance de ce parasite, le jeune chien de la ferme âgé de cinq mois, hébergeait plus de cinquante de ces animaux, et l'enfant avait fait de ce chien son meilleur compagnon de jeux.

En abordant maintenant le chapitre des gales et des teignes, nous arrivons aux dernières séries de parasites dont le point d'élection est la peau.

Si celles que nous venons d'examiner sont relativement inoffensives, et ne causent que des désordres passagers et de peu de gravité, celles-là au contraire déterminent, chez l'enfant surtout, des affections bien caractérisées et qui sont justiciables d'un traitement curatif.

Vous connaissez la physionomie de l'animal atteint de gale, « ce pelé, ce galeux », a dit La Fontaine. C'est en effet la présence de dépilations sur la peau du chien et du chat, qui laisse supposer la présence de l'*acare de la gale ;* si l'on constate en outre le grattage intensif auquel se livrent les malheureux animaux, on est fixé sur la nature de la maladie. Mais cette affection peut être longtemps sans paraître, et c'est ce qui explique que des enfants puissent être laissés en contact avec des animaux atteints de gale au début et contracter eux-mêmes la maladie. Chez l'enfant, elle débute généralement dans les intervalles des doigts, ou aux poignets. Son traitement ne diffère pas de celui des autres gales propres à l'homme. On a signalé la transmission de la gale du lapin à l'enfant, mais les observations recueillies sont peu nombreuses et paraissent être sous la dépendance de circonstances exceptionnelles.

La chute des poils de la peau du chien et du chat n'est pas toujours sous la dépendance de la gale. Ces animaux peuvent aussi être atteints de teignes dont on connaît deux espèces transmissibles à l'homme, la *teigne faveuse* et la *teigne tonsurante*, toutes deux causées par des végétaux inférieurs de l'ordre des moisissures.

La teigne faveuse provient de la souris qui est son hôte de prédilection, mais elle passe très facilement sur le chien, le chat et sur l'homme.

Anderson a rapporté un cas de teigne faveuse observé sur une petite fille qui avait touché des souris prises au piège et qui communiqua son mal à la plupart des membres de sa famille. A quelques jours de là cinq souris furent prises et Anderson constata que l'une d'entre elles était atteinte de teigne faveuse sur le dos près de la queue, tandis qu'une autre avait les parties latérales de la tête et les oreilles ulcérées par la maladie.

Tripier, de Lyon, s'est inoculé à lui-même avec succès la teigne de la souris et Horand, de Lyon, cite le cas d'une femme qui avait contracté cette maladie en introduisant la main dans une ratière contenant un rat teigneux.

En général, la transmission de la teigne faveuse à l'homme se fait par l'intermédiaire des animaux domestiques. C'est en effet de la souris que provient cette maladie chez le chien et chez le chat dans les cas où l'origine a pu en être saisie.

Anderson cite encore le cas d'un chien atteint de teigne faveuse à l'une des pattes de devant et qui avait l'habitude de tuer les souris qui abondaient dans la maison ; plusieurs d'entre elles furent prises et reconnues atteintes de la même maladie. On s'explique aisément ainsi la localisation première de l'affection aux pattes et au nez de nos carnivores domestiques.

La teigne tonsurante ou herpès très commune chez le chien et le chat, caractérisée par des dépilations circulaires, se transmet encore beaucoup plus facilement à l'homme et surtout à l'enfant que la teigne faveuse.

Friedberger rapporte un cas de contagion de teigne tonsurante par un chien à un enfant et à une servante avec lesquels il jouait d'habitude. Le siège de l'éruption fut le visage chez l'enfant et le cou chez la servante. Fenger a vu un chat atteint de teigne tonsurante transmettre sa maladie à 20 personnes, et d'autres chats contagionner ainsi 3 enfants. Borch s'est assuré, en expérimentant sur lui-même, de la réalité de cette transmissibilité.

Lancereaux a rapporté aussi le cas de trois enfants qui furent atteints à la fois de teigne tonsurante après avoir joué pendant plusieurs jours avec un chat malingre qui avait une maladie de peau, en l'espèce la teigne.

Les exemples abondent pour vous montrer les inconvénients pouvant résulter pour l'enfant d'une semblable contagion ; inconvénients d'autant plus sérieux que les teignes nécessitent souvent pour la guérison des enfants qui en sont porteurs, un traitement long et désagréable, en même temps que l'aspect des malades teigneux est des plus lamentables.

Nous en avons fini avec cet exposé peu alléchant des parasites migrateurs de la peau, que l'ambition pousse à s'élever jusqu'à l'homme.

Pour être plus modestes dans le lieu d'élection qu'ils ont choisi les parasites intestinaux, les vers, dont nous gratifient les chiens, n'en constituent pas moins une catégorie importante d'animaux malfaisants qui menace encore l'enfant du deuxième âge.

Je ne sais si vous avez remarqué quel malin plaisir mettent les enfants à se lécher les doigts. Est-ce une habitude conservée de l'usage de la dangereuse sucette aujourd'hui proscrite et avec juste raison ? Est-ce pour avoir une sensation gustative plus nette des objets et des aliments qu'ils portent à leur bouche ? Je ne sais. Toujours est-il que cette pratique vicieuse fait courir aux enfants les plus grands dangers au point de vue de la transmission des maladies. Dans une conférence précédente, une voix plus autorisée que la mienne vous a exposé le rôle prépondérant que joue le tube digestif dans la contagion, et l'efficacité non moins importante de l'eau et du savon dans la prévention des maladies qui se contractent par la bouche. J'attire votre attention sur ce fait que c'est par l'intermédiaire des doigts souillés que pénètrent dans l'intestin de l'enfant deux espèces de ténias, de vers solitaires, que le chien héberge normalement et qu'il cède généreusement à son compagnon de jeux. Ces vers d'une organisation déjà élevée, vivent en général leur vie en deux périodes : la période larvaire et la période adulte, constituant le ver proprement dit. Je m'explique : le ténia adulte pond des œufs qui donnent naissance à une larve, laquelle larve se transforme en animal adulte.

Mais il y a ceci de très particulier, c'est que dans la plupart des cas la larve ne vit pas dans le même individu qui héberge l'animal adulte. Elle vit chez ce que nous appelons l'hôte intermédiaire.

Prenons ces deux espèces de ténias du chien qui nous intéressent ; leur phase adulte se passe chez cet animal pour les deux, mais leur stade larvaire se passe pour le ténia échinocoque chez presque tous les animaux, l'homme y compris, pour le ténia canina, dans le corps d'un pou spécial du chien, le trichodecte.

Le chien pour s'infecter de ces deux sortes de

ténias devra donc consommer des organes d'animaux contenant des larves de ténia échinocoque, ou des poux trichodectes contenant des larves de ténia canina.

Pour la première espèce, le ténia échinocoque, les observations recueillies du développement de la larve dans les organes de l'homme sont assez peu nombreuses, mais elles sont nettes et précises.

Pour la seconde, le ténia canina, l'homme jouit à son endroit d'un fâcheux privilège. La larve de l'animal, et en l'espèce le pou qui la contient, introduite dans l'intestin de l'homme, devient adulte et donne naissance au véritable ténia semblable à celui du chien.

De très nombreuses observations ont été publiées sur le cas d'enfants ayant contracté le ténia canina en jouant avec des chiens porteurs de ce parasite.

Je reviens à ce que je vous disais il y a un instant, les doigts des enfants souillés par les œufs du ténia échinocoque, ou auxquels adhèrent des poux de chiens, doivent être incriminés dans le développement de ces parasites.

Les moyens employés pour débarrasser l'intestin de ces vers, ne diffèrent pas de ceux employés pour les autres ténias de l'homme.

Avec les ténias nous en avons terminé de l'examen des êtres déjà élevés en organisation dont la présence chez l'homme et surtout chez l'enfant cause des désordres appréciables. Avec les infiniment petits, les microbes, nous allons examiner les hôtes vraiment dangereux de l'homme que les animaux lui cèdent volontiers.

En 1892, éclata dans un quartier de Paris, dans la rue de la Roquette, une épidémie de pneumonies infectieuses à caractères particuliers, qu'une enquête démontra être liée à l'importation de perruches malades ramenées de Buenos-Aires. Il fut impossible de retrouver des perruches vivantes ou mortes, mais Nocard parvint à se procurer un paquet d'ailes, provenant de sujets morts pendant la traversée et conservées par les importateurs. Des parcelles de la moelle des os, ensemencées dans les divers milieux de culture qui nous servent en bactériologie, donnèrent une culture abondante d'un microbe particulier, le même pour toutes les ailes examinées.

Depuis, la maladie fut retrouvée à Florence, à Paris, à Cologne, à Crefeld, à Essen, à Rome et partout l'apparition de cette maladie coïncidait avec l'importation et la dissémination de perroquets et de perruches atteints de la maladie.

La statistique de Dupuy établit que, de 1892 à 1897, on a constaté à Paris 70 cas de *Psittacose,* ou maladie des perruches, sur l'homme et surtout les enfants. Il y eût 24 cas mortels, ce qui fait une proportion de plus de 34 p. 100. Il est d'ailleurs certain que ces chiffres sont insuffisants et que nombre de pneumonies soi-disant grippales relèvent de l'infection par les perruches.

La transmission se fait par contact direct avec les oiseaux malades. Dans nombre de familles, les perruches et les perroquets vivent en promiscuité complète avec les enfants ; ce sont d'ailleurs des animaux très sociables, et quelle joie pour l'enfant de voir ces petites bêtes se percher sur les doigts, puis grimper d'une allure peut-être un peu lourde et gauche le long du bras, puis sur l'épaule, derrière le cou, aller taquiner d'un bec discret le bout d'une oreille ou les cheveux bouclés qui la cachent. Le perroquet viendra grignoter lui-même la tartine que l'on a donnée pour le goûter de son jeune maître et quel plaisir lorsqu'il remerciera en disant de sa voix cependant peu harmonieuse « il a bien déjeûné Jacquot ». Un baiser sera sa récompense.

Quels que soient les sentiments que l'on puisse éprouver pour ces animaux à l'instinct développé, il vous suffira de savoir qu'ils peuvent, dans certains cas, être très dangereux, pour que vous mettiez en garde vous et vos élèves contre un pareil voisinage.

En parlant des maladies microbiennes transmissibles de l'animal à l'homme, je ne puis passer sous silence la redoutable tuberculose, la plus grande plaie de notre société moderne. Qu'il vous suffise de savoir que le chien et le chat deviennent tuberculeux tout comme les autres animaux. Que chez eux la maladie peut être longtemps sans paraître, qu'elle est compatible longtemps avec toutes les apparences de la santé, enfin que la contagion de cette affreuse maladie se fait le plus souvent par l'introduction de bacilles tuberculeux, de *bacilles de Koch* dans le tube digestif. C'est en portant à la bouche leurs doigts souillés de produits d'expectoration rejetés par les animaux et l'homme tuberculeux, que les enfants s'infectent et que se produisent ces localisations si désastreuses, la méningite tuberculeuse et les lésions des articulations. Rien que cette considération que le chien et le chat peuvent transmettre le germe de la contagion tuberculeuse, suffirait à mettre les parents en éveil contre un danger, qui, s'il n'est pas imminent, n'en existe pas moins, et peut occasionner dans le milieu familial les plus affreuses catastrophes.

Il m'a semblé préférable pour terminer cet exposé un peu aride, d'insister plus longuement sur une affection spéciale aux carnassiers, et qui en raison de sa gravité et de l'horreur de ses manifestations chez l'homme, en même temps que de son caractère évitable, doit être connue de tous. L'ignorance crée le danger, et jamais affection ne fut plus dangereuse : j'ai nommé la Rage.

Qu'est-ce que la rage ? Il semble qu'il ne soit pas besoin de la définir. Ce mal qui répand la terreur, tout le monde le connaît ; il est parmi les premières choses dont l'enfant apprend le nom et ce nom éveille en lui un sentiment de profonde horreur. Mais s'il n'est pas de maladie plus connue, il n'en est peut-être pas qui soit plus mal connue ; il n'en est pas à coup sûr qui ait donné naissance à plus d'idées fausses, à plus de préjugés dangereux.

La rage est une maladie contagieuse, mais sa contagion est d'une espèce particulière ; elle ne s'opère qu'à la faveur d'une inoculation ; il faut que la salive de l'animal enragé pénètre dans l'organisme du sujet inoculé par une solution de continuité, comme nous disons en médecine, de la peau ou des muqueuses.

Il est aujourd'hui établi que cette condition est absolument indispensable, il faut une inoculation : c'est vous affirmer que, quoi qu'on en ait dit, la rage ne naît pas spontanément, elle ne se transmet de l'animal malade à l'animal sain que par inoculation.

Que si vous me demandez comment est arrivé le premier chien enragé ? Je vous renverrai à l'origine de l'œuf ou de la poule, qui fait aussi partie de cette préhistoire dont l'humanité n'a pas gardé le souvenir.

Dans l'immense majorité des cas, la plaie d'inoculation c'est la morsure d'un chien enragé ; mais la rage peut être la conséquence du dépôt de la salive d'un animal enragé quel qu'il soit, sur une écorchure, une égratignure, une simple fissure des mains ou du visage ; c'est ce qui fait le danger des chiens familiers surtout pour les enfants. C'est surtout en matière de rage qu'un *coup de langue* peut être mortel. A coup sûr, il n'est pas moins redoutable qu'un *coup de dents,* car un simple lèchement des mains gercées par la bise ou écorchées par le jeu, peut inoculer la rage aussi sûrement que la morsure la plus profonde.

La rage étant le type des contagions par contact immédiat, elle peut donc être prévenue sûrement. Elle tient le premier rang parmi les *maladies évitables.*

Le meilleur moyen de la prévenir est de la bien connaître, de savoir quels sont les signes certains qui laissent croire à l'existence de la rage chez le chien.

On se figure en général que la rage se caractérise d'emblée par des accès de fureur ; que le chien enragé devient tout à coup féroce et que subitement poussé par un instinct irrésistible, il ne songe plus qu'à mordre, qu'à déchirer ceux qui l'approchent, même les personnes qu'il affectionnait le plus.

C'est là l'une de ces idées fausses contre lesquelles je vous mettais en garde il y a un instant, et cette idée fausse peut devenir funeste si, comme c'est la règle, elle conduit à négliger toute précaution contre un chien qui déjà est certainement malade mais dont on ne se méfie pas parce qu'il n'essaie pas de mordre. Or, bien avant que le chien enragé ne songe à mordre, sa salive est virulente : rappelez-vous qu'elle peut donner la rage, inoculée par une caresse ou par un lèchement tout aussi sûrement que par une morsure.

Tout au début, le chien enragé change d'humeur ; il devient triste, sombre, inquiet, taciturne ; il recherche la solitude, l'obscurité, le silence ; il reste plus longtemps couché qu'à l'ordinaire ; il est moins attentif et moins vigilant ; il ne se mêle plus aux jeux des enfants, ses camarades habituels ; on ne le voit plus sauter autour d'eux, frétillant de la queue, poussant des petits cris joyeux, quêtant une caresse. L'appelle-t-on, il lève la tête, baisse les oreilles, remue un peu la queue, lentement, nonchalemment et fixe sur le maître un long regard empreint de tristesse ; mais il reste dans son coin ; il faut insister, hausser la voix pour qu'il se lève et s'approche à demi rampant, conscient de sa désobéissance. Souvent alors il semble vouloir racheter son défaut d'empressement par une exagération de ses manifestations affectueuses et ses lèchements habituels : méfiez-vous toujours du chien familier qui semble plus caressant que d'ordinaire !

Ces caresses peuvent être empoisonnées et la rage peut en être la conséquence.

Il n'a pourtant encore aucune envie de mordre; il est bien portant en apparence ; il mange et il boit comme à l'ordinaire; parfois même son appétit semble accru ; il dévore pour ainsi dire les aliments qu'on lui présente et il peut en résulter de véritables indigestions bientôt suivies de vomissements.

Très vite les symptômes du début s'accentuent : l'animal recherche les coins obscurs; il se cache sous les meubles, sous la litière de l'écurie, derrière les tas de bois. Mais il n'y reste pas longtemps : à peine s'est-il couché en rond comme s'il allait dormir, qu'il se relève subitement, va et vient, se recouche de nouveau pour se relever encore et toujours ainsi la nuit comme le jour; il est dans un état continuel d'inquiétude et d'agitation qui contraste avec toutes ses habitudes et qui frappe les personnes les moins attentives, surtout s'il s'agit d'un chien d'appartement.

Ces symptômes vont toujours en s'aggravant : si le chien est dans sa niche, il disperse sa litière, l'éparpille et la brise ; dans l'appartement il retourne et bouleverse les coussins et les tapis sur lesquels il couche; le repos n'existe plus pour lui : il est sans cesse en mouvement, grattant le sol, flairant dans les coins ou sous les portes comme s'il était sur une piste ou à la recherche d'un objet perdu.

Il n'est pas rare alors de voir survenir des troubles intellectuels, de véritables hallucinations; on le voit s'arrêter tout à coup une patte relevée, la queue droite, l'œil fixe, comme en arrêt ; puis après quelques secondes il quitte l'arrêt pour reprendre son manège ordinaire. Un peu plus loin le voilà qui, subitement, sans cause appréciable, sans provocation aucune, se précipite en avant, aboyant avec fureur, les yeux fulgurants et féroces comme s'il venait d'entendre un chien ennemi dans la pièce voisine de l'autre côté du mur ou derrière la porte. D'autres fois enfin il s'arrête immobile, les membres à demi fléchis comme aux aguets ; puis tout à coup il bondit, se lance en avant et mord en l'air comme s'il voulait happer une mouche au vol.

Déjà à ce moment le chien est moins docile à la voix de son maître ; il ne répond plus au premier appel : on dirait qu'il est si profondément absorbé par ses tristes pensées qu'il n'entend pas ; si le maître insiste, haussant la voix, l'animal sursaute et accourt, manifestant son obéissance et sa fidélité par des caresses et des lèchements mais parfois au milieu d'une caresse survient une hallucination nouvelle et la pauvre bête recommence l'une des scènes que je viens d'esquisser.

Ces changements d'humeur n'ont rien qui réponde à l'idée que l'on s'est faite des manifestations furieuses de la rage ; ils ont pourtant une signification capitale. Dès lors, le chien est enragé et peut communiquer la rage. Le maître doit donc l'enchaîner ou l'enfermer et le surveiller de très près.

Rappelez-vous bien ce principe salutaire : tout changement dans les habitudes ou dans les allures d'un chien doit le faire considérer comme suspect de rage et le faire traiter comme tel jusqu'à ce que l'on sache exactement la cause des modifications survenues.

C'est une opinion généralement répandue qu'un chien qui mange et surtout qu'un chien qui boit n'est pas enragé. Opinion funeste et qui a causé la mort de bien des gens. Laissez-moi vous raconter un fait que mon regretté maître, le professeur Nocard, se plaisait à citer : c'était un matin du grand hiver de 1879 ; il vit arriver à la Clinique d'Alfort un pauvre charbonnier du quai de la Gare traînant sur la neige un chien bull-dog manifestement enragé. Il avait eu l'intention de l'amener la veille, inquiet de l'agitation que l'animal avait manifestée pendant la nuit, mais le marchand de vin du coin l'en avait dissuadé : Mange-t-il encore, ton chien? Certainement qu'il mange! Ce matin encore il a dévoré sa soupe. Eh bien alors il ne peut pas être enragé... il doit avoir besoin d'être purgé ton chien, nous allons lui faire prendre du sirop de nerprun. Et rassuré par une consultation aussi probante, le pauvre diable renonce au voyage d'Alfort et va chez le pharmacien voisin demander du sirop de nerprun, mais en voulant le faire prendre, il s'éraillait les doigts sur les dents aiguës du chien. Cinq semaines après il mourait lui-même de la rage.

Il n'est pas de préjugé plus tenace, plus répandu et plus funeste. On ne saurait trop le répéter, le chien enragé continue à boire, il n'est pas hydrophobe et il ne le deviendra à aucune période de sa maladie. Il éprouve au contraire une soif ardente qu'il cherche à satisfaire par tous les moyens en son pouvoir. On a vu des chiens enragés faire une longue course pour aller étancher leur soif à un ruisseau qu'ils connaissaient.

Mais si le chien enragé n'a pas horreur de l'eau, s'il recherche au contraire toutes les occasions de satisfaire la soif qui le dévore, il peut arriver qu'il lui soit impossible de boire ; la rage provoque souvent des spasmes du pharynx, de telle sorte que le malheureux animal est incapable d'avaler même une gorgée d'eau : on le voit alors plonger la tête dans le liquide, l'agitant violemment, le mordant en quelque sorte, faisant des efforts désespérés sans parvenir à déglutir même une goutte de liquide. Son attitude est telle qu'on croirait qu'un os ou qu'un corps étranger quelconque s'est arrêté dans l'arrière-gorge. Que de gens n'a-t-on pas vus, victimes de leur imprudente affection, s'inoculer la rage en voulant retirer l'os que leur chien avait dans la gorge.

Méfiez-vous du chien qui semble avoir un os dans la gorge : il y a neuf chances sur dix au moins pour qu'il soit enragé.

Bientôt, deux ou trois jours après les premiers signes, apparaît un symptôme des plus importants qui permet à lui seul d'affirmer l'existence de la rage. La voix du chien enragé se modifie profondément; de temps en temps, sans provocation aucune, l'animal pousse un hurlement bizarre, d'un timbre étrange, inaccoutumé, tout à fait différent du timbre habituel. Le hurlement rabique est formé de deux tons séparés bien distincts : le premier c'est un véritable aboiement, plus rauque peut-être, un peu enroué comme celui d'un chien courant vers la fin de la chasse ; il rappelle aussi comme timbre la toux du croup — cette horrible toux du croup, la terreur de toutes les mères. A cet aboiement rauque succède une sorte de gémissement prolongé, sur un timbre beaucoup plus aigu.

Il est bien difficile de décrire par des mots le hurlement du chien enragé; il vaudrait cent fois mieux l'entendre. Qui l'a entendu une bonne fois ne l'oublie plus.

Tous les chiens enragés ne hurlent pas : il y en a qui sont muets dès le début de la maladie; ceux-là ont ce que l'on appelle la *rage mue*. Ils sont beaucoup moins dangereux que les autres en ce sens qu'ils n'ont généralement pas de tendance à mordre. Ils ont, en effet, la mâchoire inférieure paralysée, la gueule reste constamment ouverte, la langue pendante et violacée. Ces chiens atteints de rage mue, n'offriraient donc que peu de danger, si l'on n'était tenté d'aller explorer le fond de la bouche pour retirer l'os qui semble s'opposer au rapprochement des mâchoires.

Quand la voix du chien devient enrouée, le moment approche où il va être irrésistiblement poussé à mordre ; il est toujours aussi agité ; mais pendant son manège incessant, on le voit souvent s'arrêter pour lécher le sol, le pavé, le plancher ; ou bien encore il ramasse un morceau de bois ou de cuir, quelques brins de paille, une pantoufle, une loque, un objet quelconque qu'il emporte dans un coin ou dans sa niche : cet objet, il le lèche d'abord, puis il le mordille, puis il le broie ou le déchire, enfin il en avale des fragments ; tout lui est bon : la litière ou la paroi de sa niche, les tapis, les coussins, les chaises, les fauteuils de l'appartement ; les panneaux des colliers, le cuir des harnais des chevaux à l'écurie ; les platras, la terre, le gazon, le charbon, l'étoupe, les crins, le crottin de cheval... tout y passe — et ces corps étrangers multiples et disparates, on les retrouve à l'autopsie, bourrant l'estomac ou l'intestin, témoins irrécusables de la nature du mal dont le chien était atteint.

Ces manifestations si étranges et si graves, on

en méconnaît pourtant la signification, parce que jusqu'ici l'animal n'a montré aucune tendance agressive contre les gens ou contre les bêtes. Il faut y prendre garde cependant, car le moment va venir où, dans un accès de colère, le chien furieux se jettera même sur son maître, si attaché qu'il lui soit.

Quand le chien mord des gens de la maison, c'est de préférence ceux qui ont l'habitude de le taquiner, les enfants et les domestiques.

Mais le plus souvent le chien enragé quitte la maison avant d'avoir mordu ! On dirait qu'il a conscience de son état et qu'il veut épargner ceux qu'il aime.

On le voit alors filer droit devant lui, au grand trot, franchissant ainsi vingt, trente, cinquante kilomètres et plus dans une seule journée. Il semble indifférent à ce qui se passe le long du chemin ; il ne songe plus à muser sur les tas d'ordures ; on croirait que sa course a un but déterminé ; mais s'il rencontre un chien, quelle que soit sa taille, sans hésitation, sans aboyer ni gronder, il se jette sur lui et le mord, *toujours du côté de la tête*.

Il ne s'acharne pas sur sa victime, à moins qu'elle ne se défende : après deux ou trois coups de dents, il la quitte et reprend sa course. Aperçoit-il un autre chien, il se jette sur lui et le mord comme le premier, sournoisement, sans un cri. Après celui-là un autre, autant de chiens qu'il rencontre, autant de victimes. Il s'adresse aux chats aussi bien qu'aux chiens, mais ceux-là, plus agiles, se laissent rarement atteindre. A défaut de chiens ou de chats, il s'attaquera aux autres animaux, chevaux, bœufs, moutons, puis aux enfants, enfin si c'est un chien naturellement hargneux, il n'hésitera pas à se jeter sur les grandes personnes.

Si par hasard vous rencontrez un chien de cette sorte, adossez-vous à un mur, mettez-vous dans l'embrasure d'une porte, neuf fois sur dix il passera sans vous inquiéter. Surtout n'y touchez pas, et c'est une recommandation à faire aux enfants. C'est presque toujours en voulant le toucher qu'on se fait mordre par le chien enragé ; on avance la main pour le caresser, il répond par un coup de dent : c'est la règle.

Que devient le chien enragé qui s'est enfui de la maison ? Le plus souvent on s'est mis à sa poursuite et il meurt assommé au coin d'une rue, ou tué d'un coup de fusil sur la route. Fait curieux : si lente à venir que soit la mort, si nombreux et si cruels que soient les coups qu'il reçoit, il ne pousse pas un cri, il reste muet sous la douleur.

S'il réussit à échapper aux poursuites, il ira plus loin de village en village, faisant de nouvelles victimes, jusqu'à ce que, épuisé par la fatigue, mourant de faim et de soif, envahi par la paralysie progressive qui termine habituellement la rage, il tombe derrière un tas de pierres, le long d'un fossé, au coin d'un bois, n'ayant plus la force que de pousser de temps en temps son hurlement sinistre, plus rauque que jamais : c'est là qu'il expire et qu'on retrouvera son cadavre au bout de quelques jours.

Mais il peut se faire aussi — et le cas n'est pas très rare — qu'après trente-six ou quarante-huit heures, il rentre à la maison. Quelle surprise, quelle joie pour les enfants surtout. Ce pauvre ami, qu'on croyait perdu, volé peut-être, le revoilà pourtant ! On s'empresse autour de lui ; il est couvert de boue et de sang, dans un état misérable : peu importe, c'est à qui le caressera, le prendra sur ses genoux, lui présentera à boire et à manger. Il rendra d'abord caresses pour caresses ; puis à un moment donné, poussé par un besoin irrésistible de mordre, il déchirera de ses crocs la petite main tendue vers lui ou les lèvres qui s'avançaient pour l'embrasser. Puis il s'élancera sur les animaux ou les gens de la maison, et cherchera de nouveau à s'échapper.

Méfiez-vous du chien qui, sans motifs, abandonne ainsi le logis pour y revenir après 24, 36 ou 48 heures d'absence, efflanqué, couvert de boue et de sang, la langue pendante et violacée. Rien que la rage ne peut expliquer une pareille fugue.

La terminaison ordinaire de la rage est la paralysie progressive, qui entraîne la mort sept ou huit jours au plus après l'apparition des premiers symptômes.

Un chien enragé ne vit pas plus de sept ou huit jours, si donc vous avez quelque raison de craindre que votre chien soit enragé, n'hésitez pas à l'enfermer ; en cinq ou six jours au plus, vous serez définitivement fixés sur son état et vous éviterez ainsi les accidents, les malheurs dont il eût pu être la cause et dont, aux termes de la loi, toute la responsabilité matérielle et morale vous eût incombé.

Que si malgré tout quelqu'un des vôtres était mordu, alors, sans la moindre hésitation, il faudrait le conduire à l'Institut Pasteur. Le traitement préventif de la rage après morsures, une des plus belles conquêtes de la médecine moderne et un des plus beaux fleurons de la couronne de notre Immortel Pasteur, aurait pour résultat de neutraliser sur place et d'une façon définitive le virus inoculé.

Mesdames, Mesdemoiselles j'ai terminé, je vous remercie de l'attention soutenue que vous avez prêtée à cette longue causerie. Je forme le vœu que les indications que vous en pourrez tirer aient pour résultat de préserver nos enfants des incommodités et des dangers que la promiscuité avec les animaux leur fait courir.

VII

LA LUTTE CONTRE LA TUBERCULOSE

PAR LE Dr A. CALMETTE
Directeur de l'Institut Pasteur de Lille.

MESDAMES,

Quelle est celle d'entre vous qui n'a pas été douloureusement émue en apprenant l'épouvantable catastrophe qui vient d'éprouver la Sicile et la Calabre ? Plus de 150.000 personnes ont été écrasées ou brûlées en quelques terribles instants. Nous avons tous été pris d'une immense pitié en songeant aux misères qui allaient s'abattre sur tant de familles en deuil. Eh bien ! dans notre belle France, la tuberculose fait chaque année un nombre égal de victimes, choisies presque toutes parmi les enfants, les adolescents, les jeunes hommes et les jeunes femmes, nos plus chères espérances et nos plus actives réserves ! La perte qui en résulte pour nous équivaut à celle que produirait chaque année une catastrophe semblable à celle qu'ont occasionnée les tremblements de terre d'Italie !

Dans le seul département du Nord, la tuberculose fait annuellement 4.200 victimes. A Lille, le tribut que vous payez à ce que nous appelons aujourd'hui la « peste blanche » augmente sans cesse depuis vingt ans. Il atteint à l'heure actuelle 1.200 décès par année moyenne.

Vous ne pouvez pas rester insensibles à de pareilles hécatombes. Nous sommes en face d'un fléau plus meurtrier que les plus terribles épidémies et que les plus grandes guerres. Levez-vous en masse à notre appel pour le combattre. Nous sommes certains de pouvoir vaincre : il suffit de vouloir !

Il suffit de vouloir, puisque la tuberculose est un mal contagieux, donc *évitable*.

Nous connaissons la nature du germe virulent qui la produit : nous savons que ce germe, répandu à profusion par les crachats des poitrinaires, se mêle aux poussières de la rue ou de l'atelier et s'introduit avec ces poussières dans notre tube digestif ou dans nos poumons.

Nous savons aussi que ce germe ne se développe pas fatalement dans l'organisme de tous ceux d'entre nous qui l'ont accidentellement ingéré ou aspiré. Chacun de nous possède dans son sang, dans ses tissus, des cellules défensives appelées *phagocytes*, qui ont le pouvoir d'englober les bacilles tuberculeux et presque toutes les autres espèces de microbes dangereux ou inoffensifs. Une fois englobés dans ces cellules, les bacilles y sont plus ou moins rapidement dissous et détruits par une sorte de phénomène de digestion. Les phagocytes, suivant l'expression imagée de Duclaux, représentent donc pour notre organisme une sorte de *corps de police* chargé d'emprisonner d'abord les malfaiteurs, puis de les faire disparaître. Mais pour qu'ils puissent remplir convenablement ces fonctions défensives, il faut qu'ils soient vigoureux et bien portants.

Or, une foule de causes sont susceptibles d'exercer sur eux des influences fâcheuses et de les affaiblir au point qu'ils deviennent incapables de nous défendre. Le surmenage physiologique, l'excès de travail, l'insuffisance de nourriture, le séjour prolongé dans une atmosphère confinée, les intoxications chroniques de toutes sortes et, pardessus tout, l'alcoolisme, réduisent ou suppriment leur activité.

Nos factionnaires, endormis dans leur corps de garde, laissent alors le champ libre aux ennemis qui guettaient leur sommeil pour s'introduire dans la forteresse et y commettre leurs méfaits. Notre organisme, désormais vaincu, devient bientôt la proie des bacilles de la tuberculose qui s'y établissent en maîtres et y sécrètent leur mortel poison, cette *tuberculine* de Koch, dont on avait eu un moment l'espoir de tirer un remède et qui ne fait que hâter l'évolution de la maladie.

Vous comprenez déjà, j'en suis sûr, pourquoi la lutte contre la tuberculose est surtout une question sociale. Toutes les causes d'affaiblissement des fonctions de nos phagocytes, toutes les causes de déchéance de notre organisme ouvrent la porte à l'infection. Celle-ci épargne les gens sains, vigoureux; elle frappe durement, au contraire, les débilités, les surmenés, les alcooliques et les miséreux.

La misère et la tuberculose sont à ce point solidaires l'une de l'autre, que si l'on jette les yeux sur un plan quelconque de la grande ville sur lequel on a marqué l'emplacement des maisons où se sont produits les décès par tuberculose, on constate toujours que, proportionnellement à la population, cette maladie fait un nombre de victimes huit à dix fois plus grand dans les quartiers pauvres que dans les quartiers riches ou aisés. A Paris, par exemple, sur 100 décès relevés dans le quartier des Champs-Elysées, 9 seulement sont dus à la tuberculose. A Plaisance et à Belleville, 50 personnes sur 100 succombent à la phtisie !

La lugubre éloquence de ces chiffres montre la néfaste influence du taudis, de ces logements mal aérés, sans soleil et sans lumière, où s'entassent souvent dans une seule chambre des familles de 4, 5 ou 6 personnes, qui ne peuvent que s'y étioler et dépérir. On fait tout, dans cette chambre ; on y cuisine, on y mange, on y couche et on y fait la lessive. C'est là que les malades toussent, crachent, maigrissent et meurent, non sans avoir préalablement semé autour d'eux force bacilles que les mouches et autres parasites transportent des crachats sur les aliments, dont chacun devra se nourrir.

Et ne croyez pas que ces logements meurtriers n'existent que dans les quartiers pauvres. Dans les maisons les plus luxueuses, on rencontre à chaque instant de pareils foyers d'infection : chambres de maîtres à alcôves où le bienfaisant soleil ne pénètre jamais, et chambres de domestiques à peine assez grandes pour contenir un lit, une table et une chaise, avec une lucarne s'ouvrant sur une courette d'où ne s'échappent que les relents des cuisines ou des water-closets !

Non seulement la misère engendre la tuberculose, mais on a pu dire encore avec raison que la tuberculose crée la misère. Lorsque, dans un ménage d'ouvriers, la phtisie vient à frapper le chef de la famille, le désastre est rapide et complet. Les maigres économies qu'on avait pu faire sont absorbées en quelques semaines par les frais de médicaments et de médecin. Bientôt les ressources manquent pour acheter de quoi manger. La femme et les enfants dépérissent, se contagionnent et vont supplier le bureau de bienfaisance de leur venir en aide, tandis que le père épuisé, crachant ses dernières parcelles de poumon, s'en va mourir à l'hôpital.

Écoutez cette lugubre histoire, ce fait divers angoissant, trouvé dans un journal :

« Dans un misérable galetas, une mère s'est tuée avec ses deux enfants : une fillette de six ans et un petit garçon de cinq.

« Son mari, brave ouvrier, venait de mourir poitrinaire ; en le soignant elle avait contracté l'horrible mal dont elle voyait déjà les germes éclore chez ses petits. Sans ressources, incapable de travailler, trop jeune pour mendier, découragée, affolée, elle alluma le réchaud. Dans une lettre adressée au commissaire de police, la pauvre femme expliquait ses angoisses, racontait son isolement, excusait son désespoir et terminait par cette phrase lugubrement suggestive : « J'ai payé toutes mes dettes ! »

Eh bien, Mesdames, je vous le demande, la société peut-elle en dire autant ?

*
* *

Quelles mesures a-t-on prises, pour empêcher que de pareils drames se renouvellent ? Quels moyens a-t-on préconisés pour arrêter l'extension d'un pareil fléau ?

Dans tous les pays civilisés, depuis environ quinze ans, cette grave question préoccupe les gouvernements, les économistes et les médecins. Des congrès internationaux ont été réunis pour étudier les meilleurs moyens de lutte sociale contre la tuberculose. On a élaboré de vastes programmes que les grandes nations s'essayent à appliquer, chacune avec le tempérament qui lui est propre. En Angleterre on s'est hâté d'assainir les villes, on a fait des lois permettant l'expropriation et la suppression immédiate des logements malsains. Grâce à une salutaire politique de libre échange, on a permis à l'ouvrier de s'alimenter facilement et à bon marché. Les mœurs nationales aidant, on a développé dans la plus large mesure l'éducation physique de la jeunesse ; on a encouragé les sports, on a créé, aux portes même des villes, de vastes espaces exclusivement consacrés aux jeux.

Et ces mesures ont eu rapidement pour conséquence un abaissement progressif de la mortalité par tuberculose : celle-ci n'est déjà plus que la moitié de ce qu'elle était il y a vingt-cinq ans (13 au lieu de 26 pour 10.000 habitants.

En Allemagne, sous l'habile impulsion de Bismarck, on a édicté des lois protectrices de la santé de l'ouvrier par l'*assurance obligatoire* contre l'invalidité et contre la maladie. On a créé des caisses régionales d'assurances, alimentées par des versements mixtes de l'ouvrier et du patron, avec la collaboration de l'État. Chaque fois qu'un ouvrier vient à être atteint de la tuberculose, la Caisse régionale dont il dépend le prend en charge et le fait soigner de la manière la plus efficace parce que c'est aussi la plus économique. On le fait entrer dans l'un des 93 sanatoriums que possèdent ou que subventionnent les caisses d'assurances et on l'y maintient un temps suffisant pour lui rendre l'aptitude au travail et à la santé.

En France, nous hésitons encore sur la tactique à adopter. Ce n'est certes point la faute des maîtres de la médecine sociale qui portèrent les noms de *Brouardel*, de *Grancher*, ni de leurs fidèles élèves, qui s'en vont prêchant la croisade contre la tuberculose. Mais, chez nous, la machine administrative attend son impulsion du Parlement et celui-ci, malgré l'active propagande de personnalités comme celle de M. *Léon Bourgeois*, qui sont aimées, honorées et écoutées de toute la nation, on est encore à nous promettre pour l'avenir des réformes que nous devrions avoir déjà réalisées depuis longtemps !

Comment se peut-il par exemple que nous continuions à subir cet absurde impôt des portes et fenêtres, qui pousse les propriétaires d'immeubles à construire des maisons ressemblant à des caves, où l'air et le soleil ne pénètrent jamais ?

Comment se peut-il que certaines municipalités aient pu être autorisées à créer de lourdes taxes sur les propriétés non bâties à l'intérieur de villes ?

Comment se peut-il enfin que malgré la connaissance exacte que nous avons tous des méfaits de l'alcoolisme, nous laissions les cabarets, pépinières de tuberculeux, se multiplier sans entrave et débiter librement les absinthes, vermouths et autres tord-boyaux qui abâtardissent notre race ?

N'avons-nous pas assez crié qu'il fallait donner au peuple des logements salubres, qu'il fallait faire à l'alcool une guerre sans merci, et qu'il était indispensable de conserver dans nos agglomérations urbaines le plus possible de jardins et d'espaces plantés d'arbres afin d'assainir l'atmosphère déjà suffisamment empestée par les cheminées fumeuses et par l'industrie ?

Ne soyons pas injustes cependant : oh ! sans doute, dans ces dernières années nous avons fait un grand effort pour apprendre au peuple que la tuberculose est contagieuse. Nous le lui avons répété à ce point qu'il commence à considérer le malheureux atteint de tuberculose comme un danger public !

Où qu'il aille, dans la salle d'attente des bureaux de bienfaisance, de l'Hôtel de Ville ou de la Préfecture, dans les bureaux de poste, dans les tramways, le tuberculeux pauvre voit partout écrit, sur de larges pancartes ou sur des plaques d'émail bleu : « Défense de cracher ». Quelquefois les affiches portent des indications plus complètes, par exemple : « Par mesure d'hygiène, il est interdit de cracher sur le parquet ».

Où voulez-vous qu'il crache, ce malheureux qui franchit son douloureux calvaire, travaillant jusqu'à ce que ses forces l'abandonnent? Il ne craint pas la contagion de la tuberculose, lui, puisqu'il en meurt ! Et vous, société, qui le redoutez comme un malfaiteur, vous voudriez lui imposer de garder pour lui ses crachats et ses bacilles?

Vous en avez le droit, certes ; vous avez le droit d'exiger de lui qu'il ait pitié de vous, mais à la condition que vous puissiez lui offrir des moyens efficaces d'assistance. Faites pour lui ce que vous voudriez qu'on vous fît à vous-même ! Tendez-lui une main secourable au lieu de le considérer comme un paria ; ouvrez-lui la porte d'un sanatorium s'il est susceptible de se guérir, et si sa mort est proche, procurez-lui un lit d'hôpital où il puisse achever sa lente agonie avec la consolation de savoir que sa famille est à l'abri de la misère.

Vous allez m'objecter sans doute que, les tuberculeux étant légion, il faudrait des sommes énormes pour subvenir aux besoins de tous ceux qui ont besoin d'assistance, et que ce serait une dangereuse utopie de penser qu'on pourra jamais y parvenir.

Eh bien ! je me permets de ne point partager cet avis et j'espère vous démontrer que j'ai raison.

Il n'y a pas encore bien longtemps, dans nos vieilles colonies de la Réunion et des Antilles, les planteurs européens ou créoles achetaient à prix d'or des esclaves pour cultiver leurs champs de café ou de canne à sucre. Ces esclaves valaient suivant leur âge, leur force physique et leurs capacités de 1.000 à 5.000 francs, quelquefois davantage. Ils représentaient une valeur marchande, un capital, comme les chevaux et les bœufs pour nos cultivateurs flamands. Aussi prenait-on grand soin de leur santé. Dans chaque plantation, un médecin passait en revue tout le troupeau humain, une ou plusieurs fois par semaine. La mort d'un esclave dont le prix d'achat n'avait pas encore été amorti par son travail constituait une perte pour le propriétaire. Il fallait l'éviter.

Est-ce que les progrès de la civilisation qui nous ont fait supprimer l'esclavage nous conduiraient à penser que le travailleur libre a moins de valeur que l'esclave, qu'il n'a même plus de valeur du tout et que sa mort, loin de constituer une perte sociale, représente au contraire un gain, sous prétexte qu'il supprime un concurrent dans l'âpre lutte pour la vie ?

Je n'ai pas l'impertinence de supposer que de tels sentiments trouvent asile dans le cœur de l'un quelconque d'entre nous. Nous apprenons tous les jours au contraire à nous aimer, à nous aider davantage les uns les autres, suivant l'admirable devise des mutualistes. L'instinct de la solidarité nous pousse à envisager chacun de nous comme une cellule de l'être collectif qu'est la société. La maladie ou la mort prématurée d'une de nos cellules, ou d'un membre de notre corps social, nuit aux autres cellules, aux autres membres. Nous avons donc le plus grand intérêt à veiller réciproquement sur nos santés respectives.

Et puisque chacune de nos individualités représente une part du capital social, nous devons faire en sorte que cette part conserve, jusqu'à ce qu'elle soit amortie, sa valeur économique.

Laissons de côté pour un instant toute question de sentiment et raisonnons sur des chiffres.

Voici un ouvrier d'usine, âgé de trente ans, qui, avec son salaire de 4 francs par jour doit subvenir aux besoins de sa femme et de 3 enfants dont aucun n'est en âge de travailler. Le ménage réussit péniblement à vivre ; il lui est évidemment impossible de réaliser d'autre épargne que la cotisation de 1 franc par mois à la Société de secours mutuels. La profession du chef de famille l'oblige à travailler dans un atelier malsain à côté d'un camarade déjà phtisique. Le malheureux tombe malade à son tour. Ses forces l'abandonnent et le chômage s'impose à lui. Pendant 3 mois, la Société de secours à laquelle il appartient lui paye la moitié de son salaire : 2 francs par jour, pour 5 personnes; c'est la misère noire, l'impossibilité de se nourrir suffisamment, de se chauffer, de se vêtir et de payer son loyer. Après une trop longue attente, le malheureux malade est admis à l'hôpital et sa famille est inscrite sur le registre des indigents que le bureau de bienfaisance prendra à sa charge. A l'hôpital, il coûte 2 francs par jour, 60 francs par mois; le bureau de bienfaisance paye le loyer, le charbon, le pain et 12 francs par mois de secours alimentaires. Le tout représente une dépense mensuelle de 100 francs, entièrement à la charge du budget d'assistance.

Six mois après, le malade meurt. Il a coûté 360 francs aux hospices. Sa famille, incapable de se subvenir elle-même, reste assistée par le bureau de bienfaisance jusqu'à ce que les enfants soient élevés, soit pendant dix ans. La valeur des secours qu'elle a reçus au cours de ces dix années s'élève à 300 francs par an, soit 3.000 francs au minimum, sans tenir compte des frais accessoires, médecins, médicaments, etc... C'est donc, au total, une dépense de 3.360 francs que la Société a dû s'imposer parce que ce malheureux ouvrier est devenu tuberculeux à un âge où il était en pleine période de rendement social !

Si cet ouvrier eût été allemand, au lieu d'être français, la caisse d'assurances contre l'invalidité à laquelle il eût été contraint d'appartenir, en vertu des lois germaniques, se serait hâtée, dès le début de sa maladie, de l'envoyer dans un *sanatorium*. Il y serait resté 4 mois, pendant lesquels la caisse d'assurances aurait dépensé pour lui 4 marks par jour, soit 600 francs, plus 300 francs de secours à sa famille. Au bout de 4 mois, moyennant une dépense totale de 900 francs, la cure sanatoriale, en admettant qu'elle ne l'eût pas guéri définitivement, lui aurait rendu une aptitude au travail suffisamment durable pour qu'il puisse, pendant huit ou dix ans, retourner à l'usine, gagner son salaire et élever sa famille : d'où une économie sociale de 3.100 francs !

J'étais donc fondé à vous dire tout à l'heure que, même en ne considérant que le seul côté économique de la question, notre intérêt bien compris nous obligeait à soigner nos tuberculeux le plus tôt et le mieux possible. La charge financière qui en résulte pour nous n'est qu'apparente : elle se traduit en réalité par un bénéfice social.

*
* *

Est-ce à dire qu'il faille couvrir tout de suite la France de vastes sanatoriums ? Non certes, car ces établissements coûtent cher, et il a fallu les capitaux énormes accumulés dans les caisses régionales d'assurances obligatoires contre l'invalidité et la vieillesse pour permettre à l'Allemagne d'en construire un si grand nombre. En France, nous ne pouvons guère compter que sur l'initiative privée pour ces sortes de créations et leur entretien impose des sacrifices qu'on ne peut pas raisonnablement exiger d'elle seule. Mais ce n'est point une raison pour nous croiser les bras. Nous avons à notre disposition d'autres armes efficaces qui s'appellent l'éducation populaire et le préventorium ou dispensaire antituberculeux, pour les adultes, l'hôpital marin, les colonies scolaires de vacances et le placement à la campagne pour les enfants. Voilà déjà de quoi faire de très utile besogne. Le reste viendra ensuite.

Dans nos grandes villes industrielles du Nord de la France, où le nombre des ouvriers atteints de tuberculose est très considérable, nous avons pensé que la première chose à tenter était d'organiser des *préventoriums* ou dispensaires de prophylaxie sociale antituberculeuse, tel que celui que Lille possède à présent.

Le but de ces institutions ne consiste point à donner des consultations ou à distribuer des médicaments aux malades pauvres, ce qui est le rôle des bureaux de bienfaisance, mais à *rechercher*, à *attirer* et à *retenir*, par une propagande activement faite dans les milieux populaires, les ouvriers atteints ou suspects de tuberculose ; à leur donner, aussi souvent et aussi longtemps qu'ils en ont besoin, des conseils pour eux et pour leur famille ; à leur distribuer, lorsqu'ils sont obligés de suspendre leur travail, des secours alimentaires, des vêtements, de la literie, des crachoirs de poche, des antiseptiques ; à assainir leur logement par des nettoyages fréquents et des désinfections répétées à intervalles réguliers ; à leur procurer, dans le cas où cela est nécessaire, un logement plus salubre ; à lessiver gratuitement leur linge pour éviter la contagion dans la famille et hors de la famille ; à faire toutes les démarches utiles auprès de la bienfaisance privée, des patrons, etc., pour obtenir des secours qui permettront de rétablir le malade s'il n'est pas trop gravement atteint, et de le rendre à son travail.

On comprend facilement qu'une telle œuvre présente une extrême souplesse d'organisation et de fonctionnement. On peut l'adapter aux besoins particuliers de chaque ville ou de chaque quartier. Elle se prête à des extensions ou à des modifications incessantes, suivant les ressources dont on dispose. Elle ne nécessite qu'un local et un outillage très simples, un personnel de médecins et d'ouvriers enquêteurs dévoués et un budget d'assistance qu'il est facile de constituer et d'accroître en faisant appel à la fois aux industriels, aux personnes charitables et aux municipalités.

L'expérience a d'ailleurs prouvé qu'on pouvait en obtenir d'excellents résultats et qu'elle constituait réellement un organisme efficace de lutte antituberculeuse, capable de faire beaucoup de bien avec peu d'argent. Aussi, nombre de villes françaises et étrangères se sont-elles empressées de créer des *préventoriums* ou dispensaires semblables à celui de Lille. Nantes, Bordeaux, Marseille, Lyon, Dijon, Paris en possèdent aujourd'hui et il s'en crée chaque jour de nouveaux.

Le *préventorium*, tel que je viens de le décrire, remplit surtout le rôle de bureau de recrutement et d'école pratique d'hygiène. Mais il ne faudrait pas croire qu'il constitue une *panacée*. On ne doit pas le considérer comme un moyen très efficace de *guérir* les tuberculeux. Il serait décevant de lui attribuer des vertus auxquelles il ne peut prétendre.

Ce n'est point, certes, en fournissant seulement aux tuberculeux pauvres les moyens de vivre dans des conditions hygiéniques meilleures qu'on en guérit un grand nombre. Il arrive que quelques-uns, parmi les plus curables, résistent victorieusement à la maladie grâce au repos et au bien-être relatif qu'on a pu leur procurer, mais c'est actuellement et ce sera toujours la minorité.

C'est pourquoi il est indispensable d'envisager la nécessité de recourir parfois au « Sanatorium », *seul instrument de cure* où, après un séjour de plusieurs mois, le tuberculeux curable puisse retrouver, avec la santé, l'aptitude au travail.

La sélection des privilégiés qui y seront admis

peut être faite dans les meilleures conditions par les dispensaires qui prendront soin en outre de la famille pendant l'exil momentané de son chef.

Cette question de l'assistance de la famille des malades est extrêmement importante et il est parfois très difficile de la résoudre. Beaucoup de personnes, surtout dans les classes sociales peu fortunées, dans la petite bourgeoisie, par exemple, ne consentent pas à se séparer de leurs parents soit pour des raisons de sentiment, soit pour des raisons financières.

Il est certain d'autre part qu'il y aurait toujours un très grand avantage à pouvoir admettre en sanatorium le malade avec sa famille afin qu'il ne se sente pas isolé et afin que sa femme et ses enfants participent dans la plus large mesure possible aux bienfaits de l'éducation hygiénique et de la cure d'air qui constituent la meilleure sauvegarde contre une contagion toujours menaçante.

Pour répondre à ces objections et pour satisfaire ces desiderata, la Ligue du Nord contre la Tuberculose a eu l'idée de créer un type de sanatorium tout à fait intéressant et nouveau.

Elle a construit dans le magnifique parc de Montigny-en-Ostrevent, près de Douai, un véritable petit village qui se compose de 24 jolies villas isolées les unes des autres et disposées chacune pour recevoir toute une famille.

Le malade, logé avec tous les siens dans une de

ces villas, peut y vivre comme il vivrait chez lui mais dans des conditions hygiéniques beaucoup plus parfaites et en restant constamment sous la surveillance d'un médecin expérimenté. C'est la cure libre mise à la portée des petites bourses, avec tous les avantages moraux qu'elle procure.

Chaque villa se compose de cinq pièces et comprend au rez-de-chaussée une salle à manger formant vérandah, exposée au midi et servant de galerie de cure pour le malade, une cuisine. Au premier étage, la chambre du malade, exposée au midi, et munie d'un large balcon, la chambre du membre de la famille qui l'accompagne, exposée au nord. Au 2e étage, sur la façade nord seulement une troisième chambre à coucher pour les enfants.

L'assainissement est réalisé de la manière la plus parfaite par le tout à l'égout ; la distribution d'eau potable sous pression, l'éclairage électrique et le parquetage en xylothique et céramique.

Outre ses 24 villas de familles, le sanatorium de Montigny comprend deux pavillons séparés, véritables petits sanatoriums indépendants, réservés l'un aux hommes, l'autre aux femmes célibataires ou isolées. Il comporte en outre un vaste local servant aux réunions et aux fêtes, une bibliothèque, un laboratoire, des salles pour l'examen des malades, deux salles d'opération, un petit hôpital d'isolement pour les malades contagieux, et enfin une vaste ferme avec étables, laiterie et dépendances.

Il est bien évident que, même ainsi compris, le sanatorium ne représente encore, à l'égard de la lutte antituberculeuse, qu'une arme à courte portée. Il ne s'adresse qu'à un trop petit nombre de malades, mais il peut rendre les plus grands services si l'on s'attache à n'y admettre que des sujets presque sûrement curables et choisis parmi ceux qui, soit par leurs talents ou les connaissances qu'ils possèdent, soit par les charges de famille qui pèsent sur eux, constituent pour la Société un capital dont la sauvegarde est nécessaire.

On ne devrait jamais oublier que la tuberculose est d'autant plus sûrement et facilement curable que les malades sont soignés plus tôt, dès leur première atteinte. Leur éviter les réinfections est la condition indispensable pour les guérir. D'où la nécessité de les isoler de bonne heure, de les soustraire à toute occasion de contagion nouvelle !

L'expérience montre même que, chez les enfants surtout, une atteinte bénigne de tuberculose paraît conférer, lorsqu'elle a pu guérir, une sorte d'immunité qui lui permet de franchir ensuite impunément les diverses étapes de leur existence. C'est pourquoi l'idée m'est venue d'organiser une œuvre qui s'occupât de ces petits êtres si précieux pour l'avenir de la patrie. Le principe de cette œuvre est le suivant : dans les familles tuberculeuses assistées par nos dispensaires, nous cherchons les enfants qui peuvent se trouver déjà infectés par le bacille. Nous possédons aujourd'hui, grâce à ce que l'on appelle l'ophtalmo-diagnostic à la tuberculine, une méthode très simple qui révèle l'existence de lésions que rien ne permettrait de soupçonner. Les enfants reconnus déjà contaminés deviennent nos pupilles. Nous les groupons dans des villas, sous la garde d'une institutrice qui fait l'école en plein air, et nous les laissons à la campagne, dans les meilleures conditions de salubrité et d'hygiène, jusqu'à guérison complète affirmée par l'absence de réaction à la tuberculine.

L'expérimentation sur les animaux nous fournit de nombreuses raisons de penser que si cette guérison est vraiment complète, il en résulte pour ces enfants un état d'immunité, plus ou moins durable, mais évident, à l'égard de la tuberculose. On peut donc espérer qu'ils resteront indemnes dans la suite, alors même qu'ils seraient exposés à de nouvelles contagions.

Un tel résultat est vraiment l'idéal qu'il s'agit de poursuivre, puisqu'il permettrait d'épargner aux générations à venir les atteintes du fléau qui menace de décimer celles des temps présents !

Vous voyez donc, Mesdames, que toutes nos institutions se complètent et se viennent en aide les unes aux autres. Dispensaire ou préventorium, hôpital, bureau de bienfaisance, colonies scolaires de vacances, sanatorium pour enfants et sanatorium familial d'adultes, forment un arsenal puissant dont nous devons apprendre à tirer parti. Chacune de ces œuvres, isolément, n'est guère capable de se rendre vraiment utile : le sanatorium ne peut rien de bon sans le dispensaire, l'hôpital sans le sanatorium, le bureau de bienfaisance sans l'hôpital. Groupées au contraire en vue de la lutte sociale contre la tuberculose, elles deviennent une forteresse capable de résister aux attaques sournoises de l'ennemi.

Aidez-nous de toutes vos forces à les développer.

Soyez nos porte-paroles et nos collaboratrices pour instruire le peuple des dangers qui le menacent. La victoire est proche si nous pouvons compter sur le concours de vos bonnes volontés et de vos cœurs ardents !

VIII

ÉDUCATION ET HYGIÈNE

DU

SYSTÈME NERVEUX CHEZ L'ENFANT

PAR LE Dr G. CARRIÈRE

Professeur à la Faculté de médecine de Lille.

MESDAMES, MESDEMOISELLES, MESSIEURS,

Si j'ai choisi, comme sujet de cette causerie, l'éducation et l'hygiène du système nerveux chez l'enfant, ce n'est pas, croyez-le bien, par un simple hasard, par une pure coïncidence. Si je l'ai fait, c'est après avoir mûrement réfléchi, parce qu'il m'a paru intéressant de vous exposer une question dont l'importance me semble actuellement capitale.

Cette importance est capitale pour les raisons suivantes :

1° Le nervosisme, les accidents nerveux deviennent de plus en plus fréquents chez les enfants. Jetez les yeux autour de vous, vous ne voyez que des bébés agités, énervés, excités; vous n'entendez parler que de convulsions, de surmenage, de tics et de chorée, d'hystérie et d'épilepsie.

2° La seconde raison qui m'a fait préférer ce sujet à tout autre c'est que nous pouvons beaucoup pour modérer, réfréner, corriger et modifier ce nervosisme. Combien de jeunes femmes, convenablement dirigées dès leurs premiers pas, ne seraient jamais devenues hystériques ou névrosées! Combien d'hommes qui, sous l'influence d'une hygiène nerveuse bien comprise et bien entendue, ne seraient jamais tombés dans la neurasthénie, les phobies ou la démence!

C'est que le système nerveux de l'enfant est essentiellement malléable, il est malléable comme l'argile et, suivant l'expression d'un vieil auteur latin, Perse, « l'argile est molle et humide encore, vite, hâtons-nous, et sans perdre un instant façonnons-le sur le tour ».

C'est par l'éducation et l'hygiène du système nerveux appliquées dès la plus tendre enfance que nous pouvons parvenir à ce but.

I

Pour vous permettre de bien saisir les méthodes et les moyens dont nous disposons pour atteindre ce résultat, pour vous en faire comprendre le mécanisme et aussi leur puissance d'action, laissez-moi tout d'abord vous esquisser à grandes lignes un aperçu très général et très succinct du système nerveux et de ses propriétés vitales les plus importantes.

L'élément constitutif, l'élément noble du système nerveux c'est la cellule nerveuse, ou plus exactement ce que nous appelons, nous, médecins, le neurone. Le neurone ressemble à un arbre, il a des branches, un tronc et des racines.

Il est constitué d'une cellule qui, comme toutes les cellules, comporte une membrane d'enveloppe et un contenu protoplasmique au milieu duquel se trouve le noyau.

Cette cellule possède des prolongements chevelus, véritable branchage très ramifié par lequel elle entre en communication de contact avec les cellules nerveuses voisines ou les systèmes cellulaires voisins.

L'un de ces prolongements s'en va beaucoup plus loin, vers la périphérie, formant le tronc de l'arbre, et s'épanouit en fines ramifications : ce sont les racines de l'arbre.

Ces ramifications s'épanouissent donc dans les tissus, les organes sensoriels, dans les viscères. Cet épanouissement est plus particulièrement exubérant dans le tégument extérieur, dans la peau où il entre en relation avec les corpuscules tactiles : il forme ainsi à tout le corps une véritable tunique nerveuse.

D'après ce qui précède vous comprendrez aisément :

1° La multiplicité des excitations nerveuses partant du revêtement cutané ;

2° La facilité avec laquelle nous pouvons agir sur le système nerveux central par des moyens physiques agissant sur la peau : le massage, ou l'hydrothérapie par exemple.

Par le tronc et ses racines la cellule nerveuse envoie l'influx destiné à provoquer la contraction musculaire et l'excitation trophique nécessaire à la vie des cellules périphériques ; par eux aussi elle reçoit les impressions sensitives ou sensorielles venant de la périphérie.

Comme toute cellule, encore plus que la plupart d'entre elles, la cellule nerveuse est essentiellement excitable et réagit très vivement à toutes les excitations venues du dehors ou du dedans par l'intermédiaire de ses ramifications ou du liquide nourricier, du sang ou des sucs cellulaires qui la baignent.

Si les excitations sont trop répétées, trop violentes ou trop prolongées, si le travail fourni par la cellule nerveuse est trop considérable ou trop long elle ne tarde pas à se fatiguer, elle a besoin de repos. Sa fatigue se traduira soit par de la dépression, soit par une exagération de son excitabilité.

Quant à son repos c'est dans le repos de l'organe, c'est dans le repos général de l'organisme, dans le sommeil qu'elle le trouvera, c'est dans le sommeil que la cellule nerveuse puisera des forces toujours nouvelles.

Etant données ces considérations très générales et très superficielles sans doute mais suffisamment précises, quel doit être notre but pour assurer un fonctionnement normal et physiologique au système nerveux de l'enfant? Il doit viser :

1° A supprimer toutes les causes capables de déterminer par des excitations multiples, violentes ou prolongées du neurone, la fatigue du système nerveux ;

2° A assurer son repos ;

3° A diminuer son excitabilité si elle est trop vive, sa dépression si elle n'est pas justifiée ;

4° A diriger son développement, son fonctionnement normal. C'est de ce plan que devra s'inspirer l'hygiène et l'éducation du système nerveux chez l'enfant !

II

Mesdames, Mesdemoiselles, Messieurs,

Pour supprimer les causes capables de provoquer la fatigue du système nerveux et d'entraîner de ce fait son hyperexcitabilité ou sa dépression, il nous les faut connaître, il nous les faut rigoureusement déterminer.

Le neurone peut être fatigué, hyperexcité ou déprimé de naissance par atavisme ou par hérédité.

Il n'est point besoin d'être grand clerc pour savoir que, de parents nerveux, naissent des enfants nerveux, plus nerveux encore que leurs parents eux-mêmes.

Il nous est aisé, à nous médecins, de retrouver dans l'hérédité des enfants atteints de nervosisme sous toutes ses formes (agitation, terreurs nocturnes, incontinence d'urine, tics, convulsions, hystérie, épilepsie ou troubles mentaux) des manifestations nerveuses identiques ou analogues, atténuées ou exagérées.

Parfois le nervosisme peut sauter une génération et c'est chez les grands-parents que nous trouvons semblables manifestations morbides. Parfois même c'est chez les collatéraux indirects, les oncles ou les tantes.

Contre ces tares héréditaires que pouvons-nous ? Peu de chose ! Et cependant nous devons dans ce but :

1° Conseiller d'éviter les unions entre les sujets nerveux ou à hérédité nerveuse.

2° Traiter le système nerveux des parents aussitôt que possible avant même la conception, par des procédés hygiéniques ou thérapeutiques appropriés que je n'ai point le loisir de vous exposer ici.

En certains cas les parents ne sont pas des nerveux mais des malades, des surmenés, des épuisés. Toute tare pathologique quelle qu'elle soit, tout surmenage, tout épuisement des parents est capable de retentir sur le système nerveux de l'enfant.

Or en ces temps de « struggle for life » où nous nous débattons, le nombre des heureux qui ne se surmènent point est, vous ne l'ignorez pas, véritablement bien minime ! Et ces heureux eux-mêmes que les conditions de la vie n'obligent pas à se surmener ne s'épuisent-ils point, pour la plupart, en des mondanités frivoles qui aboutissent exactement au même résultat?

Telle est, à mon avis, la cause du développement effrayant du nervosisme chez les enfants d'aujourd'hui. Il ne se passe guère de consultations où l'on ne m'amène plusieurs de ces jeunes victimes. Malades ! ils ne le sont point au terme exact du mot mais ils sont énervés, agités, ils ne dorment que fort mal, à la moindre occasion ils feront des convulsions, de la chorée, des tics, etc.

Ici encore notre action prophylactique est des plus limitée, bien difficile, pour ne pas dire impossible.

C'est en disséminant ces notions, en les faisant toucher du doigt aux parents que nous pouvons espérer endiguer, arrêter le flot montant du nervosisme infantile ; c'est en prônant la sélection des conjoints, en supprimant dans la mesure du possible ces divers surmenages que nous pourrons seulement obtenir quelques résultats appréciables.

L'hyperexcitabilité ou la dépression nerveuse peuvent être chez l'enfant non plus ataviques, héréditaires mais dues à des impressions nerveuses reçues par la mère au cours de la grossesse : les émotions, les contrariétés, les chagrins, les fatigues physiques consécutives au travail ou à la vie mondaine, l'épuisement produit par la grossesse elle-même peuvent déterminer chez la mère le développement d'un état nerveux transitoire parfois, mais qui n'en laissera pas moins de traces indélébiles chez l'enfant.

Ici encore, c'est à l'entourage d'éviter tout ce qui peut impressionner brutalement, douloureusement, profondément et longuement la jeune mère ; c'est à lui d'aplanir pour ainsi dire la route sous ses pas ; c'est à lui d'atténuer, d'effacer ou d'esquiver dans la mesure du possible toutes les difficultés physiques, morales ou psychiques capables de retentir fâcheusement sur son système nerveux.

C'est à la mère d'éviter autant que faire se pourra les fatigues physiques et mondaines susceptibles, il faut bien qu'elle le sache, d'impressionner pour longtemps, parfois même pour toujours, le système nerveux du petit être qu'elle porte en son sein. C'est au médecin enfin de calmer, par des soins appropriés, un système nerveux fatigué ou trop impressionnable, de remonter un état général épuisé ou délabré.

L'enfant est né, il est né bien portant, sans aucune tare, avec un système nerveux en apparence normal, prêt à fonctionner normalement. Il peut encore acquérir le nervosisme et cela de deux manières différentes :

1° Soit du fait d'imprégnations toxiques de ses neurones ;

2° Soit du fait d'excitations diverses trop violentes, trop fréquentes, ou trop prolongées. Ces excitations peuvent être sensorielles, sensitives, physiques ou psychiques.

3° Le nervosisme peut enfin être la conséquence d'un repos insuffisant des cellules nerveuses.

A. *Le nervosisme peut être la résultante d'excitation ou de dépression de la cellule nerveuse provenant d'imprégnation toxique.*

Le poison peut provenir de l'extérieur ou être fabriqué de toutes pièces par l'organisme lui-même dont le fonctionnement, pour des raisons diverses, est défectueux.

Les poisons provenant de l'extérieur peuvent pénétrer dans l'organisme soit par le tube digestif, soit par les voies respiratoires avec l'air que respire l'enfant.

Le lait, vous le savez, est l'aliment naturel du petit enfant. Lorsqu'il est normal, rien à craindre ; trop souvent hélas ! il n'en est point ainsi.

Le lait d'une mère ou d'une nourrice nerveuse peut-il agir sur le système nerveux du bébé ? J'en ai la conviction intime. Lorsqu'il provient de la mère, il est bien difficile d'affirmer le fait car l'on peut toujours invoquer l'influence de l'hérédité. Il n'en est plus de même quand il s'agit d'une nourrice mercenaire. Or, maintes et maintes fois, j'ai déjà vu des enfants de souche absolument saine, bien nourris, régulièrement allaités, sans troubles viscéraux d'aucune sorte et qui présentaient des accidents nerveux que je ne pouvais rattacher qu'au seul tempérament nerveux de la nourrice et qui disparaissaient lorsque l'on arrêtait ledit allaitement.

J'ai vu des enfants, dans ces mêmes conditions, présentant des accès convulsifs tant qu'ils furent allaités par des nourrices hystériques à crises convulsives. J'en ai vu d'autres agités, énervés, criant sans cesse, privés de sommeil, qui ne furent débarrassés de ces troubles nerveux qu'après le sevrage de nourrices épileptiques :

ces faits, n'est-il pas vrai, se passent de commentaires !

Nous devons donc et l'on doit être très scrupuleux dans le choix des nourrices; pour éviter ces accidents, conseiller le sevrage dans le but de les suspendre et, s'il n'est pas possible, pour une raison ou pour une autre, de les supprimer radicalement, traiter ces sujets médicalement.

Les exemples de bébés qui ont eu des accidents convulsifs parce que la nourrice prenait trop de vin, de bière, de café, de thé ou d'alcool, parce qu'elle absorbait des médicaments excitants, parce qu'elle avait une alimentation trop riche en viandes ou en aliments indigestes, ne sont nullement des raretés.

La constipation de la mère ou de la nourrice, le surmenage ou l'oisiveté auxquels on condamne parfois cette dernière agissent exactement dans le même sens. Conclusions ! Il convient de surveiller rigoureusement, de régler scrupuleusement l'alimentation, l'hygiène et la vie de la nourrice pour éviter préventivement tous les accidents nerveux les plus divers du nourrisson, pour assurer l'hygiène de son système nerveux !

Le lait provenant de bestiaux malades ou mal nourris à l'aide de drèches, de tourteaux ou de pulpes, peut également impressionner défectueusement le système nerveux de l'enfant, car il renferme, Roskam et Marfan l'ont démontré, des substances toxiques. Seule une surveillance attentive et des pénalités pourraient s'opposer à leur usage.

Bien entendu ces accidents seront plus évidents encore lorsqu'on se permettra de donner à l'enfant du café, du thé, du vin, de l'alcool ou des médicaments excitants ou déprimants. Tout récemment encore j'étais appelé auprès d'un enfant dont les convulsions étaient dues à l'ingestion d'une trop grande quantité de champagne. J'ai encore souvenance de cet enfant auprès duquel je fus mandé par un de mes excellents confrères et qui, me disait-on, était atteint de méningite. Il était abominablement ivre par suite de l'absorption de trop grandes quantités de vin de malaga données sans discernement par l'entourage à l'occasion d'une grippe légère.

Les farines à base de cacao, qui renferment de la théobromine, alcaloïde très excitant, peuvent aussi, Variot l'a démontré et je l'ai maintes fois constaté, déterminer parfois des troubles nerveux assez accentués. Il convient donc d'utiliser ces produits avec une grande parcimonie.

Tous ces poisons, car ce sont en l'espèce de véritables poisons dont il s'agit ici, tous ces poisons, dis-je, doivent être évités ou supprimés chez les enfants et surtout chez ceux qui sont de souche nerveuse ou qui ont déjà présenté des accidents nerveux eux-mêmes.

D'après ce que je viens de vous dire, vous voyez quels liens unissent le système nerveux au tube digestif. Pour assurer le bon fonctionnement du système nerveux, il faut donc assurer celui du tube digestif, bien régler les tétées, proportionner la quantité de lait et le taux des coupages à l'âge de l'enfant, veiller à ce qu'il ne tète pas trop goulument pour éviter qu'il ne se forme dans l'estomac de gros caillots de caséine très longs et très durs à digérer et capables d'irriter les nerfs de la muqueuse gastrique en produisant, comme je l'ai déjà vu, des convulsions.

Il ne faut pas non plus donner aux enfants une alimentation disproportionnée à leur âge ; il convient d'éviter tout ce qui peut irriter leur estomac, combattre la constipation qui entraîne la rétention des matières intestinales et des toxines qu'elles renferment, il convient en un mot d'assurer l'hygiène du tube digestif pour assurer celle du système nerveux.

Bien moins connus sont les accidents dus à des intoxications plus difficiles à dépister.

En cette fin de saison, à la fin de l'hiver, les enfants qui sont peu sortis, qui ont été confinés à la maison et souvent à la chambre présentent parfois des accidents nerveux sur lesquels j'ai jadis attiré l'attention et qui sont tout simplement dus à la vie, au séjour dans des atmosphères très riches en acide carbonique provenant de l'entourage trop nombreux ou à l'oxyde de carbone produit par les poêles à combustion lente, par les calorifères et la combustion imparfaite du gaz d'éclairage. J'en ai vu d'autres chez lesquels des manifestations nerveuses étaient en rapport avec le séjour dans une atmosphère tabagique.

Si nous enlevons ces enfants de ces milieux, si nous les faisons vivre en plein air ou dans des appartements largement aérés, tous ces troubles disparaissent comme par enchantement.

Tous ces faits vous démontrent que le fonctionnement du système nerveux de l'enfant est intimement lié au libre jeu de l'appareil respiratoire. Si les échanges gazeux qui se font dans les poumons ne s'effectuent pas librement pour une raison ou pour une autre, toutes sortes de manifestations nerveuses sont possibles : c'est ainsi que les végétations adénoïdes et l'hypertrophie des amygdales qui peuvent agir en rétrécissant le calibre des voies d'accès de l'air aux poumons ne permettent pas le passage d'une quantité d'air suffisante.

Les poisons peuvent être fabriqués par l'organisme lui-même. Les enfants mal alimentés, ceux qui reçoivent des aliments qui ne sont pas encore adaptés à leur âge, ceux qui sont atteints de troubles dyspeptiques ou intestinaux, ceux qui ont des fermentations exagérées, l'intestin, ce laboratoire de poisons, en renferme davantage et cet excès peut aboutir à une auto-intoxication néfaste pour le système nerveux de l'enfant. Si nous le mettons à la diète, si nous le purgeons, si nous le désinfectons, si nous le soumettons à un régime scrupuleusement surveillé, tout rentre dans l'ordre.

L'auto-intoxication peut provenir d'un défaut d'élimination des poisons fabriqués dans l'organisme soit du fait de la constipation, soit du fait d'une insuffisance fonctionnelle du foie ou des reins, soit du fait d'une insuffisance des fonctions de la peau ; il en est ainsi chez les enfants constipés, chez ceux dont le foie ou les reins sont paresseux, chez ceux qui ont des éruptions cutanées, de l'eczéma par exemple : souvent ils présentent des manifestations nerveuses.

De là la nécessité, pour assurer un bon fonctionnement du système nerveux chez l'enfant, d'assurer le libre jeu des intestins, du foie, des reins, de là l'utilité des frictions cutanées à l'alcool, de là la nécessité des bains aussi fréquents que possible.

L'auto-intoxication peut enfin provenir d'un défaut de fonctionnement de l'organisme en général. Les enfants arthritiques dont la nutrition est ralentie font souvent de l'uricémie, c'est-à-dire de la rétention des déchets mal comburés dans le sang ou dans les tissus : il n'est pas rare d'assister chez eux à la production d'accidents névropathiques.

Un régime végétarien, des exercices régulièrement dosés, l'excitation des fonctions cutanées combattent avantageusement cet état de choses et parfois même le préviendront.

Lorsque l'enfant est plus avancé en âge, les exercices physiques exagérés, les marches trop prolongées, les exercices gymnastiques pratiqués avec abus peuvent aboutir au nervosisme. L'excès de fonctionnement des muscles entraîne la production d'acides lactique ou sarco-lactique, très toxiques et capables, par leur accumulation dans l'organisme, d'impressionner fâcheusement le système nerveux. Il convient donc de graduer, de doser ces exercices, ces jeux, ces sports, pour prévenir ces accidents.

Vous voyez, Mesdames, Mesdemoiselles et Messieurs, combien ces intoxications sont nombreuses et fréquentes. C'est à nous, médecins, de les dépister, d'en prévenir les familles, de prendre les mesures nécessaires pour les supprimer, et cela pour le plus grand bien du système nerveux de l'enfant. Et notez bien que je ne parle pas ici des intoxications accidentelles, de celles que l'on voit se produire par le fait des chaussures teintées à l'aniline, de celles qui sont consécutives à l'ingestion de certaines couleurs toxiques des jeux, à l'absorption de poisons très divers.

L'enfant porte machinalement tout ce qu'il trouve à la bouche et de ce fait s'intoxique sans que nous nous en doutions.

Tout récemment encore je lisais l'observation d'un enfant qui avait présenté de graves accidents nerveux à la suite de l'ingestion d'une cigarette. Voilà donc une tendance fâcheuse que nous devons combattre chez les tout petits.

Je vous disais tout à l'heure que l'*hyperexcitabilité ou la dépression du système nerveux pouvait tenir à des excitations trop multiples, trop violentes ou trop prolongées provenant des organes des sens, de la sensibilité ou de la psychicité.*

Les excitations de la vue, les spectacles d'accidents, la vue d'animaux répugnants, la perception de trop vives lumières peuvent déterminer l'apparition de troubles nerveux. Il faut les éviter à nos enfants, car nous ne savons pas jusqu'où peuvent s'étendre leurs méfaits.

La perception de bruits trop violents ou trop prolongés peuvent, chez les petits enfants, déterminer le nervosisme ; il faut les éviter.

Il en sera de même des impressions sensitives. Le froid trop brutal ou trop prolongé peut énerver les enfants; la trop grande chaleur peut agir dans le même sens. Il ne faut donc ni des chambres trop froides ni des chambres surchauffées, il ne faut pas ensevelir les enfants sous trop de couvertures, les couvrir de trop de vêtements.

Il en est de même des piqûres. J'ai vu des enfants présentant des convulsions consécutives à des piqûres produites par des épingles de leur maillot. J'en ai vu un autre que sa nourrice s'amusait à faire rire en le chatouillant trop longtemps et qui présenta également des mouvements convulsifs : ce sont là des jeux vraiment bien dangereux et qu'il convient de proscrire.

L'excitation peut être due à l'ingestion de corps étrangers, à la présence dans l'estomac d'un gros bol de lait caillé, ou des vers intestinaux. L'éruption dentaire agit dans le même sens ; or, vous savez tous quelle est la fréquence des accidents nerveux à l'époque de la dentition.

En ce qui concerne l'action du froid sur la peau, je suis amené à vous parler des ablutions froides, du tub que, suivant la mode anglaise, bien des mères appliquent à tort et à travers chez leurs enfants. Sont-elles vraiment utiles? Oui, en bien des cas. L'eau froide, nous le verrons, calme le système nerveux excité, le fouette s'il est déprimé ; mais il ne faut pas oublier que certains tempéraments ne peuvent la supporter, que parfois elle détermine le nervosisme. J'ai vu des enfants dont les troubles nerveux avaient été développés ou étaient entretenus par les ablutions froides. Il faut donc tâter la réaction du sujet, étudier la façon dont le système nerveux supporte ces pratiques et seulement alors les continuer ou les suspendre.

Il en est de même des bains chauds. Il y a de par le monde des enfants qui ne peuvent supporter un bain ; chacun d'eux est l'occasion de violentes colères. Faut-il donc insister dans ce cas ?

Le plus souvent il s'agit de peur, d'effroi. Par la douceur, en raisonnant l'enfant s'il est en âge de comprendre, en l'amusant à l'aide de jeux appropriés (canards, bateaux...) l'on pourra parfois faire accepter le bain. S'il n'en est rien, mieux vaut ne pas insister et surtout ne pas avoir recours à des corrections : les effets en seraient désastreux pour le système nerveux.

Les excitations psychiques peuvent aussi développer le nervosisme. L'on a parfois invoqué les colères et les cris, et les âmes tendres se sont émues et en ont profité pour conseiller de ne jamais laisser crier les bébés. C'est une erreur. A part des cas spéciaux (hernies, affections cardiaques ou tendances convulsives) l'on rendra plus de service au système nerveux de l'enfant en résistant à ses cris, en ne s'en préoccupant point.

Les récits, les contes fantastiques où l'on montre des personnages machiavéliques qui frappent d'horreur les jeunes auditeurs, ceux où l'on parle de loups-garous, de chimères, ont des effets désastreux sur le système nerveux des enfants : je les réprouve absolument. Le conte doit être réel, comporter des personnages naturels, amusants, doués de toutes les qualités et présentant peu de défauts, nullement effrayants. Jamais nous ne devons développer le sentiment de la peur chez les enfants, sous peine d'en faire des nerveux, des timorés ou des poltrons. Pas de croquemitaines, de diables ou de lutins !

Parfois même c'est nous, pauvres médecins, à qui l'on fait jouer le rôle de bêtes noires. A la moindre colère, au moindre caprice : « Attends un peu, s'écrie la mère, attends, je vais aller chercher le docteur ». Conséquence : dès que j'arrive, l'enfant pousse des cris de paon, se cache sous les meubles et l'on a toutes les peines du monde à pouvoir l'examiner.

Cette question de la peur m'engage à vous dire qu'il convient aussi de proscrire les jeux capables de faire peur. Faire sauter un enfant en l'air pour le rattraper au vol est un amusement déplorable et dangereux qui parfois, en faisant rire l'enfant, l'effraie plus qu'il ne le laisse paraître.

La lecture, à un âge plus avancé, peut aussi développer le nervosisme ; il convient de n'en point abuser. Bien des enfants lisent trop, surmènent leur cerveau et dorment mal, sont agités, ont des terreurs nocturnes.

La lecture doit être dosée et choisie. L'enfant, lorsqu'il est jeune, ne doit pas lire de choses surnaturelles capables de déformer son imagination.

Pas de drames angoissants, d'aventures trop passionnantes avant une dizaine d'années.

Le théâtre est mauvais pour les enfants au-dessous de cet âge et encore devra-t-on à ce moment faire une sélection. Les féeries elles-mêmes par leurs tableaux surnaturels ne doivent guère être autorisées avant cette époque. Combien de fois ai-je vu des enfants ne pas dormir et devenir nerveux pendant plusieurs jours à la suite de représentations de ce genre.

Quant aux drames ils seront proscrits jusqu'à un âge plus avancé encore.

Je ne parle pas du théâtre actuel qui ne doit être toléré que lorsque l'enfant est devenu un homme : j'en excepte néanmoins le vieux répertoire classique capable de développer l'esprit de l'adolescent et de lui faire prendre goût aux choses de la littérature.

Parmi les excitations psychiques je dois aussi vous dire un mot de ce qui a trait aux choses religieuses. Il ne faut y toucher qu'avec beaucoup de tact, de doigté et de prudence chez les enfants, et éviter minutieusement de tomber dans le mysticisme ou de développer des scrupules.

C'est surtout au moment de la première communion qu'il convient d'être prudent sur ce sujet, car souvent elle est le point de départ de névroses et de troubles mentaux dont on a toutes les peines du monde à se débarrasser ensuite.

Le surmenage intellectuel constitue l'un des grands facteurs du nervosisme des enfants. Très souvent nous sommes consultés pour savoir à quel âge l'on doit commencer à apprendre à lire ou à écrire aux enfants. Il ne faut pas commencer trop tôt.

D'après les recherches de Mme de Kergomard et de Mme Ch. Fouquet, les enfants qui commencent à lire vers quatre à cinq ans n'arrivent à le savoir qu'en même temps que ceux qui n'ont commencé qu'à six ans. A quoi bon dès lors leur imposer un travail stérile?

Évidemment il y a des exceptions.

« J'ai connu, dit Buffon, des enfants qui avaient commencé à lire à deux ans et lisaient à merveille à quatre. » Mais le grand naturaliste ajoute aussitôt les réflexions suivantes du plus profond bon sens et qui sont actuellement aussi vraies qu'elles l'étaient au XVIIe siècle :

« On ne peut décider s'il est fort utile d'instruire de si bonne heure les enfants. On a tant d'exemples du peu de succès de ces éducations prématurées, on a vu tant de prodiges de quatre ans, de huit ans et de douze ans qui n'ont été que des sots et des hommes forts communs à vingt-cinq et trente ans, que l'on serait porté à croire que la meilleure de toutes les éducations est celle qui est la plus ordinaire, qui ne force pas la nature, qui est la moins sévère, celle qui est la plus proportionnée, je ne dis pas aux forces, mais à la faiblesse de l'enfant. »

C'est donc à cinq ou six ans que l'on peut commencer à faire lire, c'est l'âge scolaire établi par la loi.

A partir de cet âge l'enfant peut aller, à la rigueur, à un cours du matin en matière de préparation. Il commencera ainsi à s'assujettir à la règle des études ; mais ce sera surtout à dater de la sixième ou de la septième année que débuteront les études plus suivies et plus sévères. Les combinaisons en seront variées et dépendront de nombreux facteurs sociaux ou familiaux.

A cet âge l'internat est à rejeter, l'externat seul est admissible. L'enfant peut aller deux ou trois heures au cours chaque matin, deux heures l'après-midi, il ne travaillera que fort peu entre les heures de classe et surtout il ne veillera point.

A mesure qu'il grandira les études deviendront de plus en plus importantes, les heures de travail augmenteront mais jusqu'à onze ou douze ans elles ne doivent guère dépasser six heures par jour plus une demi-heure pour les leçons entre le souper et le coucher.

Il est nécessaire à l'enfant d'avoir un jour et demi à deux jours de repos scolaire chaque semaine.

De la sorte on évitera presqu'à coup sûr le surmenage, cause si fréquente, mais que l'on a peut-être exagérée, du nervosisme, des névroses et de bien des accidents nerveux chez nos enfants.

Je n'ai pas à m'occuper ici de la direction des études et des méthodes générales ou particulières d'enseignement. Pendant les premières années et jusqu'à la onzième où la douzième année l'on doit surtout développer la mémoire de l'enfant. C'est l'époque des leçons de choses de cet enseignement par l'aspect que Gargantua, nous dit notre bon Rabelais, recevait de son maître Ponocrates.

Sans doute cet enseignement n'appartient pas seulement à la période scolaire, c'est le grand enseignement de la vie, susceptible de donner l'expérience, base essentielle de notre développement et de nos actions. Mais jusqu'à onze ou douze ans il doit être surtout en usage, car il est le seul que l'enfant s'assimile, comprenne et adopte avec plaisir ; or le travail et l'étude à cet âge, comme le dit excellemment Montaigne, doivent être des plaisirs.

C'est vous dire, par conséquent, que jusqu'à cet âge nous devons faire preuve de fermeté mais non de sévérité, de crainte de détourner l'enfant de ses études.

Ce n'est qu'à partir de la douzième année que, s'élevant au-dessus des idées simples et particulières, l'adolescent pourra comprendre les notions complexes et générales allant jusqu'à l'abstraction.

Mais je m'attarde, c'est là de la pédagogie et la plupart d'entre vous en savent sur ce sujet certainement bien plus que moi !

La cellule nerveuse fatiguée a, vous ai-je dit, besoin de se reposer : elle se repose dans le sommeil. Vous comprenez dès lors *la nécessité absolue du sommeil chez l'enfant*. Un enfant qui ne dort pas suffisamment ne repose pas son système nerveux et celui-ci ne tardera pas à faire faillite. Mais, ce défaut de sommeil peut être lui-même la conséquence de l'hyperexcitabilité du système nerveux : c'est donc un cercle vicieux. Le nouveau-né dort presque constamment : il faut l'éveiller aux heures voulues et réglées pour les tétées ; entre temps on le laissera tranquille. A mesure qu'il grandit l'enfant reste éveillé plusieurs heures par jour ; vers la fin de la première année il lui faut deux sommes dans la journée : un le matin et l'autre le soir. A partir de deux ans un seul somme de deux à trois heures dans l'après-midi suffit en général. Ces sommeils doivent être fixes et réglés tout comme les tétées. Si l'enfant crie on le laisse crier car si on lui cède tout est perdu ! En résistant au contraire, l'enfant s'habitue à dormir toujours aux mêmes heures choisies.

Il ne faut pas prendre l'habitude de bercer les enfants pour les endormir en chantant des chansons plus ou moins traînantes ou monotones : c'est une pratique mauvaise à laquelle l'enfant s'habitue vite et que l'on ne peut parfois supprimer qu'après bien des difficultés.

L'enfant doit dormir dans son berceau ou son moïse et non sur les genoux ou les bras : il n'y est pas d'aplomb, dort mal et prend ainsi de mauvaises habitudes.

La nuit il ne doit dormir ni dans le lit de sa mère, ni dans celui de sa nourrice. On a rapporté des cas où, dans ces circonstances, des enfants avaient été étouffés par des oreillers de leurs voisines de couche.

Si l'enfant s'éveille la nuit il ne faut le prendre qu'après un certain temps, pour s'assurer qu'il n'y a pas de causes (épingles, irritations des fesses, etc...), capables de le faire crier, ou bien s'il est l'heure de la tétée. Si l'on agit autrement, l'enfant prendra l'habitude de s'éveiller chaque nuit et de se faire pouponner, pour le plus grand dommage de sa maman et de lui-même.

Certains enfants ne s'endorment qu'après s'être cachés la tête sous leur drap : c'est une mauvaise habitude car ainsi ils respirent mal un air confiné, prérespiré, vicié, malsain.

L'enfant doit dormir le visage et le haut du corps découverts pour que la respiration se fasse librement.

Dans la seconde enfance, l'enfant doit dormir huit à neuf heures par nuit.

Tels sont les excellents principes qu'enseignait

Loche dès le XVIIIe siècle en termes pleins de justesse.

Les veillées tardives, les grasses matinées doivent être également interdites.

En général il vaut mieux qu'il n'y ait pas de veilleuse dans la chambre de nos enfants. Si elle s'éteint, l'enfant qui y est habitué s'éveille, a peur et crie. Elle projette, d'autre part, des ombres qui épouvantent les bambins ; enfin, elle dégage des fumées et de l'oxyde de carbone qui sont des plus malsains. L'on ne doit jamais éveiller les enfants en sursaut ; si le sommeil n'est pas ce qu'il doit être il faut, sans tarder, en aviser le médecin qui déterminera les causes de cette insomnie et fera son possible pour la combattre.

III

A un système nerveux hyperexcitable, hyperexcité ou déprimé nous pouvons donner un fonctionnement normal

1° Par des moyens thérapeutiques ;

2° Par l'hygiène bien entendue ;

3° Par l'éducation du système nerveux.

Pour calmer le système nerveux excité, pour stimuler le système nerveux déprimé nous possédons toute une gamme de médicaments divers que je n'ai pas à vous décrire ici ; ce serait de la thérapeutique. Parmi les moyens hygiéniques qui, à vrai dire, rentrent bien dans le cadre de la thérapeutique, nous avons des pratiques hydrothérapiques, kynésithérapiques (massage) et physiques (gymnastique, sports et jeux) dont je désire vous dire maintenant quelques mots.

L'eau froide excite au plus haut point la sensibilité périphérique et cette excitation suivant les voies de conduction centripètes parvient jusqu'au cerveau. Le système nerveux excité dans sa totalité est stimulé, amélioré dans ses fonctions et réalise cet état d'euphorie qui le rend dispos, apte au travail, remis de ses fatigues. Outre cet effet l'on en observe un second que je puis qualifier d'inverse et qui se traduit par une sorte de détente chez les sujets en état d'hyperexcitabilité active, d'inquiétude.

L'action de l'eau froide est donc à la fois sédative et stimulante. Chez les enfants excités ou déprimés, l'eau froide en applications courtes peut donc être utilisée avec avantage, après avis médical, en surveillant les effets obtenus, les réactions du système nerveux et sans entêtement si les conséquences observées ne répondent pas aux effets attendus.

L'eau chaude est sédative. Un bain à 38° de sept à huit minutes calme admirablement en général les enfants excités, mais il ne faut pas :

1° Que le bain soit trop prolongé ;

2° Qu'il soit trop souvent répété, de crainte d'entraîner une dépression trop accentuée.

La douche quelle qu'en soit la forme ne doit jamais être administrée chez l'enfant sans avis médical.

Les bains salins sont surtout excitants et doivent être réservés aux enfants déprimés.

Le bain de mer ne doit guère être autorisé avant l'âge de cinq ans si l'enfant l'accepte volontiers, s'il y va de lui-même. S'il est pris à contre-cœur, s'il est l'occasion de scènes et de colères, s'il énerve l'enfant, mieux vaut y renoncer. Dans ces cas et au-dessous de cinq ans l'on peut laisser patauger l'enfant dans les flaques d'eau chauffées par le soleil ou même au bord de la mer.

Les bains de lames sont trop excitants ou trop déprimants : on ne les permettra qu'au-dessus de sept ans.

L'air de la mer a une action manifeste sur le système nerveux de l'enfant. C'est toujours pour moi une question difficile à résoudre lorsque l'on me consulte sur ce point.

En général, le nourrisson supporte mal l'air de la mer du Nord : il y est énervé, il y dort mal et parfois y présente des accidents nerveux ou gastro-intestinaux.

A cet âge il faut donc l'éviter ou n'en user qu'avec prudence après tâtonnements.

L'air de la mer des côtes Ouest ou de la Méditerranée est bien supporté au contraire sauf si le système nerveux est déprimé et l'air de la Côte d'Azur en particulier est en ce cas souvent trop déprimant.

Dans la seconde enfance, à part quelques rares exceptions, il est très utile pour les enfants déprimés qu'il stimule efficacement.

Les enfants excités le toléreront parfois très mal. Mieux vaut en ce cas, après un essai loyal, ne pas insister si l'enfant est énervé et dort mal. Rappelez-vous cependant qu'il convient en ce cas de faire durer l'expérience quelques jours car l'accoutumance se produit parfois pour le plus grand bien de l'enfant.

Tout ce que je viens de dire du climat marin s'applique également au climat d'altitude, bien mieux supporté néanmoins en général, je m'empresse de l'ajouter.

Les massages doux ont souvent des propriétés sédatives que l'on peut utiliser avec avantage chez les enfants excités.

La gymnastique pédagogique est utile chez les enfants et peut donner d'excellents résultats sur le système nerveux à condition qu'elle soit pratiquée avec méthode, régularité et sans excès. S'il en est autrement, si elle est une cause de fatigue, elle est capable d'exciter ou de déprimer le système nerveux, mieux vaut n'y point recourir. Il en est de même des jeux et des sports qui, pratiqués avec excès ont souvent produit des désastres.

Enfin nous devons agir sur le système nerveux en le disciplinant, en l'éduquant.

De même que l'homme peut dresser les animaux, même les plus sauvages, même les plus inintelligents en apparence, *a fortiori* il peut parvenir à dresser dans une direction bien déterminée et parfaitement définie ses petits enfants. Ce dressage doit viser les deux points suivants :

1° Apprendre à l'enfant à dominer son système nerveux ;

2° Tendre à faire de l'enfant un homme apte à la vie, aussi parfait que possible moralement et intellectuellement.

Cette discipline psychique demande un soin particulier ; elle exige de la patience, du doigté, de la logique.

Chaque enfant a son caractère particulier avec ses points forts et ses points faibles.

Jusqu'à quatre ou cinq ans l'enfant ne saurait être abandonné à lui-même, à ses instincts, à ses caprices sans de graves inconvénients pour l'avenir. De bonne heure il lui faut un tuteur : ces tuteurs doivent être ses parents, son entourage.

Jusqu'à cette époque l'enfant vit en se basant sur ses instincts ; or les instincts sont généralement d'un parfait égoïsme, il faut donc les régler, les réfréner. Comment y parvenir ?

Par le raisonnement ? Il n'y faut point songer !

L'enfant ne le comprendrait point. Nous le réserverons donc pour plus tard. C'est par l'autorité douce et ferme, aimable que l'on y parviendra. Il faut, suivant l'expression consacrée, « une main de fer dans un gant de velours ». « Tout le succès d'une éducation, dit Montaigne, dépend de celui qui la dirige. »

Nous ne devons pas élever nos enfants pour nous ni pour eux-mêmes, mais pour la vie.

L'enfant ne doit pas être le centre de la vie familiale. La tête blanche des aïeux, la tête robuste du père ne doivent pas s'incliner devant cette tête bouclée. Il ne saurait posséder cette toute-puissance si nous ne voulons pas nous donner un maître et quel maître, oublieux des sacrifices, sans respect, sans pitié même !

C'est par la patience, par le maniement adroit des récompenses et des châtiments que nous parviendrons à obtenir l'exécution d'un ordre sans explication, à corriger un défaut ou parfois même un vice qui ne demande qu'à éclore.

Et surtout pas d'hésitation, pas de contradictions entre les ordres donnés par un père ou une mère trop faible, pas de gâteries !

Il convient de tenir avec fermeté les promesses faites comme les châtiments dont on a menacé. Les corrections ne doivent être maniées qu'avec grande prudence lorsqu'elles semblent indispensables, lorsqu'elles sont justifiées, après avertissement préalable. Il ne faut point en abuser.

« Toute violence doit être condamnée. »

« C'est se tromper fort, dit Térence, dans les Adelphes, de croire mieux établir son autorité par la force que par l'affection. »

Mais ici encore il convient de ne pas tomber dans des exagérations dangereuses. Un excès d'affectivité, trop de tendresse peuvent conduire à façonner un esprit trop sensible, trop impressionnable, mal préparé aux luttes de la vie.

Combien de fois ai-je assisté au développement du nervosisme sous l'influence de cette exagération de l'affectivité familiale !

L'on ne doit pas, par conséquent, trop écouter les enfants qui se plaignent : ils aiment à être plaints et consolés. En les écoutant trop on en fera des geignards et le moindre bobo deviendra tout une affaire d'état ; plus tard ils deviendront des phobiques et des neurasthéniques. Il ne faut pas non plus, comme on le fait trop souvent de nos jours, leur inspirer la crainte de la maladie, des microbes, etc... Bien entendu il convient de leur donner des idées de l'hygiène prophylactique, de la propreté, mais de là à en faire des microbiophobes il y a tout un pas ! Or, trop souvent c'est à ce résultat que l'on arrive et pour plus tard l'on en fait des obsédés !

De bonne heure nous devons corriger les défauts naissants, le mensonge, la gourmandise, la cruauté, réfréner la peur, tempérer la raillerie, modérer l'imagination, interdire la jalousie et l'égoïsme, corriger la mauvaise humeur, annihiler l'orgueil, étouffer la moquerie pour les difformités naturelles des petits camarades.

De bonne heure il nous faut développer ou faire naître les qualités : la patience, la constance, la persévérance, l'idée du travail, la droiture, la bonté, la charité. L'enfant doit être dressé les yeux ouverts sur tout ce qui se passe, il ne doit pas être isolé dans une tour d'ivoire, car le jour où il entrera en contact avec le monde extérieur, la désillusion pourrait être trop grande et la chute trop brutale ! C'est vous dire l'importance qu'il convient d'attacher au développement des sentiments altruistes chez l'enfant.

Et surtout prêchons par l'exemple ! N'oublions jamais que chez l'enfant l'instinct de l'observation est extrêmement développé : ne faisons donc rien devant lui que nous ne voudrions point qu'il accomplît.

C'est dans ses jeux que nous pouvons le mieux discerner les qualités et les défauts de l'enfant. Il convient donc de les laisser toujours jouer de leurs propres ressources, les surveiller sans les diriger, si nous voulons laisser libre cours à leur imagination, si nous voulons développer chez eux l'esprit d'initiative si indispensable dans la vie.

C'est aussi dans ses jeux que l'enfant acquerra

de l'expérience. Ni les conseils, ni les défenses ne prévaudront sur celle-ci. L'enfant connaîtra ainsi le danger, il apprendra à se méfier et J.-J. Rousseau a eu raison de dire : « Il faut que l'enfant se pique, se brûle ou se coupe pour apprendre à tenir une aiguille ou un couteau, pour se défier du feu. »

C'est à partir de six ans que cette discipline psychique demande un soin particulier, une direction appropriée et précise. C'est ce qu'explique Rollin dans son *Traité des Etudes,* à la fin du XVIIIe siècle.

« Le premier soin du maître, dit-il, est de bien étudier et d'approfondir le génie et le caractère des enfants, car c'est sur quoi il doit régler sa conduite. Il y en a qui se relâchent et s'alanguissent si on ne les presse, d'autres ne peuvent souffrir qu'on les traite avec hauteur ou empire. Il en est tels que la crainte retient, tels au contraire qu'elle abat et décourage. Vouloir les mettre tous de niveau et les assujettir à mêmes règles c'est vouloir forcer la nature. La prudence du maître consiste à garder un milieu qui s'éloigne également de ces deux extrémités car, ici, le mal est tout près du bien, il est aisé de prendre l'un pour l'autre et de s'y tromper ; c'est ce qui rend la conduite des jeunes gens si difficile. Trop de liberté donne lieu à la licence, trop de contrainte abrutit l'esprit. La louange encourage et excite mais aussi elle inspire la vanité et la présomption. Il faut donc garder un juste tempérament qui balance et évite ces deux inconvénients. »

Cette étude des caractères soulève une question du plus haut intérêt social. Peut-on, par l'éducation, refaire un caractère ?

Tout récemment encore, Toulouse et Romme discutaient sur ce sujet, vieux comme le monde : tous les arguments ont été produits pour et contre et le débat est épuisé. Je me range ici avec bien d'autres à l'avis de Rollin : « Les enfants portent en eux les semences et comme les principes de toutes les vertus et de tous les vices. L'adresse est de bien étudier leur génie et leur caractère, de s'appliquer à reconnaître leur humeur, leur pente, leurs talents et surtout de découvrir leurs passions et leurs inclinations dominantes, non dans la vue et l'espérance de changer tout à fait leur tempérament, de rendre gai, par exemple, celui qui est grave et posé, ou sérieux celui qui est vif et enjoué. Il en est des caractères comme des défauts de la taille qui peuvent bien être redressés mais non changés entièrement. »

De tout ceci vous le voyez, Mesdames, Mesdemoiselles et Messieurs, nous pouvons somme toute conclure que, chez l'enfant, les rapports entre le système nerveux, le moral et le physique sont des plus étroits. Si nous voulons donner à nos enfants un bon système nerveux, un bon moral, il nous faut tout d'abord par une hygiène appropriée leur donner un excellent physique.

Comme l'a dit Montaigne : « Ce n'est pas une âme, ce n'est pas un corps que l'on dresse, c'est un homme; il n'en faut pas faire deux. » Et comme l'a dit Platon : « Il ne faut pas les dresser l'un sans l'autre, mais les conduire également comme un couple de chevaux attelés à mesme timon » et, ajoute Montaigne : « à l'ouyr, semble-t-il pas prester plus de temps et de sollicitude aux exercices du corps et estimer que l'esprit s'en exerce quant et quant et non au contraire. »

Notre devise, somme toute, dans la question qui nous occupe, doit être de nous rapprocher le plus possible du viel axiome : « Mens sana in corpora sano ». Pour avoir un esprit sain, disons un système nerveux sain, il nous faut un corps sain !

IX

LES MÉDICAMENTS

DE PREMIÈRE NÉCESSITÉ

PAR LE Dr ERNEST GÉRARD
Professeur à la Faculté de médecine.

MESDAMES, MESDEMOISELLES,

Le sujet dont je vais avoir l'honneur de vous entretenir, dans cette causerie, a pour titre : *Les médicaments de première nécessité*. J'entends par là les médicaments qui doivent exister dans tout foyer familial pour pouvoir donner les soins urgents avant l'arrivée du médecin, ou pour parer rapidement à quelque accident ou malaise sans gravité.

Afin que ces médicaments de première nécessité puissent être administrés à bon escient, il faut supposer, de la part de ceux qui les emploient, quelques connaissances particulières qui, à notre avis, font partie de cet enseignement ménager de la jeune fille si bien défini par l'un de nos conférenciers du Nord les plus goûtés et les plus fins : Me Dubron.

« L'enseignement ménager c'est pour la femme, dit-il, l'éducation spéciale qui lui permet de remplir ses attributions de maîtresse de maison, d'épouse et de mère. »

Il est bon que la jeune fille sache préparer les tisanes, les bains, les cataplasmes, faire un pansement provisoire en cas de plaie, soigner une brûlure, arrêter une hémorragie, faire le nécessaire en attendant le médecin en cas d'asphyxie, de syncope, de congestion.

La femme est le médecin-né de la famille, comme elle en est l'institutrice-née : il importe qu'elle sache employer les remèdes les plus simples pour maintenir la santé au foyer de la famille.

Mieux vaut prévenir que guérir.

On a dit quelquefois que l'on ne meurt que si on le veut bien et qu'il dépend de nous d'éviter les maladies et toutes les conséquences fâcheuses des inévitables accidents.

Ne portons pas si haut nos prétentions et n'aspirons pas, hélas ! à la suppression totale et définitive du mal. Mais à coup sûr on peut en diminuer considérablement la gravité ou l'étendue en évitant les imprudences et surtout en se gardant des faux remèdes souvent néfastes, en se préservant des pratiques dangereuses et nuisibles, en appliquant, dès l'origine des troubles ou malaises, des soins intelligents qui en préviennent le développement.

Nous n'avons pas l'intention, Mesdames et Mesdemoiselles, de vous initier à l'étude de la médecine, à discuter un diagnostic, à vous exposer quelque théorie médicale, mais nous nous bornerons à vous donner les indications nécessaires pour l'utilisation des médicaments de première nécessité. Ces données vous permettront, dans des cas urgents, de parer à toute aggravation morbide, d'agir vite et bien en attendant les secours de notre art.

En possession de ces quelques notions, on ne doit pas s'imaginer que l'on puisse se dispenser du médecin et du pharmacien. Comme on l'a dit, on n'est pas plus médecin avec un livre qu'on est homme de loi avec un code, ou littérateur avec un dictionnaire de l'Académie.

Permettez-moi d'espérer que ces quelques préambules vous ont convaincues de l'importance qu'il y a à réserver dans la maison familiale une place — oh ! pas très grande — où seront conservés les médicaments urgents, rangés dans un ordre qui permette à la maîtresse de maison d'aller chercher rapidement et sans hésitation le médicament utile.

Qu'est-ce qu'un médicament ?

C'est une substance, ou un mélange de substances, qui est administrée pour ramener à l'état normal des fonctions de l'organisme troublées par la maladie, ou pour guérir les affections dont peuvent être atteints nos organes ou nos tissus.

Cette définition prévoit, comme vous le voyez, les troubles internes et les lésions externes. A cette définition certainement scientifique, je préfère celle-ci, plus vulgaire :

« Toute substance employée dans le but de guérir constitue un médicament. »

Le médicament diffère du remède en ce que celui-ci désigne tout ce qui sert à l'art de guérir quelle que soit la nature du moyen employé. Ainsi, le vaccin est un remède préventif contre la variole. — Le massage est un moyen mécanique, considéré comme remède, pour activer les phénomènes de la circulation.

Le terme « médication » sert à désigner les modifications provoquées dans l'organisme par un groupe d'agents médicamenteux produisant des effets analogues.

Je citerai, par exemple, la *médication tonique*, comprenant l'usage des ferrugineux, du quinquina, de la gentiane, etc. ; la *médication antiseptique* résultant de l'emploi des substances antiseptiques, c'est-à-dire de substances qui ont la propriété de détruire les microbes, ces infiniment petits qui déterminent les maladies infectieuses, la décomposition et la putréfaction des tissus ; la médication *hypnotique*, c'est-à-dire provoquant le sommeil (préparations d'opium, chloral, etc.); la *médication révulsive* qui amène une irritation locale dans le but de faire cesser ailleurs un état congestif ou inflammatoire.

Tous ces exemples suffisent bien pour désigner ce qu'est une médication.

Avant d'énumérer les principaux médicaments qui doivent se trouver, d'une façon permanente, dans la maison familiale, il est utile de vous donner les doses de médicaments pour les enfants, en prenant comme base la dose qui peut être administrée à l'adulte dans les vingt-quatre heures.

Adulte	Dose prise comme unité
Enfants de 13 à 20 ans	2/3 de la dose d'adulte
— 7 à 13 —	1/2 de la — —
— 3 à 7 —	1/3 de la — —
— 1 à 3 —	1/6 de la — —

Pour compléter tous ces renseignements, il faut connaître aussi l'évaluation quantitative des cuillerées, verrées, etc.

Ainsi :

1 cuillerée à soupe (ou à bouche) contient :
15 grammes d'eau ou 20 grammes de sirop.
1 cuillerée à dessert contient :
10 grammes d'eau ou 12 grammes de sirop.
1 cuillerée à café contient :
5 grammes d'eau ou 6 grammes de sirop.
(la cuillerée à soupe équivaut donc à 3 cuillerées à café)

1 verre	à bordeaux	contient	75 gr.	d'eau
1 —	à madère	—	50 gr.	—
1 —	à liqueur	—	25 gr.	—

Les médicaments se divisent en deux grandes classes :

1° Les médicaments internes.

2° Les médicaments externes.

Donnons maintenant la liste des principaux médicaments d'abord internes, puis externes, qui doivent fait partie de la « Pharmacie de famille » en les classant d'après leur emploi thérapeutique. Autant que possible, nous indiquerons les quantités et doses de ces divers médicaments qui doivent exister dans la pharmacie.

I. — Médicaments internes

Médicaments anti-acides : emploi dans les empoisonnements par les acides, dans l'hyperchlorhydrie.

Paquets de magnésie calcinée de 0gr,25 chacun : 10 paquets, ou *cachets*.

Paquets de bicarbonate de soude : 10 paquets de 5 grammes chacun.

(Le cachet est constitué par du pain azyme, découpé en rond et en forme de cupule plate sur les bords ; dans la concavité formée par l'accolement des deux cupules, on dépose la substance médicamenteuse et on colle, avec un peu d'eau, les deux bords accolés.)

Médicaments antidiarrhéiques.

Salicylate de bismuth. — 10 cachets de 0gr,50 chacun (ce médicament ne peut être donné chez l'enfant qu'à partir de deux ans).

Laudanum de Sydenham. — Flacon de 5 grammes, portant une étiquette « médicament dangereux ». Cette préparation est une teinture d'opium contenant le 1/10e de son poids d'opium.

En général, elle ne doit être prescrite que par le médecin ; toutefois, dans les cas urgents, on peut en donner, chez l'adulte, V à X gouttes dans un peu d'eau sucrée. Ne pas administrer de laudanum de Sydenham aux enfants, à moins d'indications du médecin.

Elixir parégorique ou *teinture d'opium camphrée*. Cette préparation renferme le 1/20e de son poids d'opium. Chez l'adulte, la dose à administrer est de XXX à XL gouttes, 1 à 2 fois par jour, dans un peu d'eau sucrée.

Je ferai, à propos de ce médicament, les mêmes restrictions que pour le laudanum lorsqu'il s'agit des jeunes enfants.

Pour ceux-ci, en cas de diarrhée, instituer la diète et ne donner que de l'eau de Vals en attendant le médecin.

A ces médicaments antidiarrhéiques, on peut ajouter le benzonaphtol (antiseptique intestinal) : 2 à 4 grammes, en cachets pour les adultes. Chez les enfants, 0gr,10 à 1 gramme suivant l'âge, en paquets délayés dans un peu de lait.

Médicaments antifébriles ou antithermiques, c'est-à-dire médicaments pour combattre la fièvre se manifestant par une série de troubles (élévation de la température, frissons, etc.).

Sulfate de quinine. .	5 cachets de 0gr,10
— —	5 — 0gr,25

Chez l'adulte, 1 à 2 cachets à prendre au moins six heures avant l'accès fébrile.

Les enfants sont très sensibles à l'action de la quinine, ne pas le donner sans avis du médecin. Pour eux, on leur fait prendre le sulfate de quinine en poudre, entre deux couches de confitures.

Antipyrine. 5 cachets de 0gr,10, de 0gr,25 et même de 0gr,50 chacun. C'est un médicament important non pas tant parce qu'il est antifébrile, antithermique à action moins énergique, à cet égard, que le sulfate de quinine, mais surtout parce qu'il est un analgésique, c'est-à-dire qu'il amène la sédation de la douleur dans les cas de migraine, névralgies, de douleurs rhumatismales.

Dose par jour pour un adulte : 1 à 2 cachets de 0gr,50 et pour les enfants de 5 à 10 ans, 0gr,10 à 0gr,50 en poudre dans un peu de lait.

Antinerveux calmants hypnotiques.

Bromure de potassium en paquets de 0gr,50, chez les adultes : 1 à 2 paquets par jour contre tous les états de nervosisme.

En qualité de modérateur du système nerveux il agit consécutivement comme hypnotique (provoquant le sommeil), surtout dans l'insomnie des nerveux.

Il est bon de le faire prendre au début des repas, ou en faisant suivre son ingestion d'un bol de lait.

On peut le donner chez les enfants au-dessus de 2 ans et, suivant l'âge, à la dose de 0gr,10 à 0gr,50 par jour.

Chloral sous forme de *sirop* dont une cuillerée à bouche contient 1 gramme de chloral et une cuillerée à café 0gr,30. A prendre le soir en se couchant. Agit comme hypnotique. calmant.

Antipyrine (voir précédemment).

Ether. Se prend par gouttes dans un peu d'eau sucrée, ou sous forme de sirop, dans les crises nerveuses, certaines gastralgies : XX à XXX gouttes d'éther pour un adulte, ou 2 à 3 cuillerées à café du sirop. pour les adultes.

Du coton imbibé d'éther placé dans l'oreille est un bon anesthésique pour les névralgies faciales.

Feuilles de tilleul et d'oranger en infusion comme antispasmodique, antinerveux à la dose de 10 grammes de feuilles pour un litre d'eau ou de 2 grammes pour une tasse.

Je ne parle pas des *médicaments opiacés* agissant comme calmants ou hypnotiques (sirop de codéine, d'opium, de morphine, etc.) qui doivent être prescrits par le médecin.

On ne saurait trop mettre en garde les mères de famille contre l'emploi abusif du *sirop de coquelicot* ou de l'*infusion de fleurs de coquelicot* contre l'insomnie des enfants. On s'expose à des accidents, à de véritables empoisonnements en raison des propriétés narcotiques variables de certaines espèces de coquelicots.

Digestifs excitants des sécrétions digestives.

Comme excitant des fonctions digestives, nous signalerons tout d'abord les « Amers » (ne pas confondre avec les Apéritifs !!! que nous bannissons de l'arsenal de la Pharmacie de famille), comme la *racine de gentiane, le bois de Quania.*

Ces deux substances se donnent en tisane obtenue par macération faite à froid de 5 grammes de bois ou de racine pour 1 litre d'eau : à prendre un quart d'heure avant le repas.

Les *fleurs de camomille,* en infusion chaude, (5 grammes par litre d'eau). Une tasse à thé après le repas.

Les feuilles de *menthe*, de *mélisse*, 10 grammes en infusion pour 1 litre d'eau, une tasse à thé après le repas.

Il existe d'autres médications digestives (pepsine, pancréatine, etc.) suppléant certains éléments absents ou insuffisants du suc gastrique, mais leur usage doit être prescrit par le médecin, seul capable pour juger de l'opportunité de leur emploi.

Purgatifs.

Le nombre des purgatifs de notre Phamacopée est considérable et, comme l'action exonérante de chacun d'eux s'exerce d'une façon différente suivant la nature et la composition du produit, il n'est pas indifférent de faire absorber tel ou tel purgatif. Souvent cet emploi judicieux est prescrit par le médecin.

Pendant des siècles, la purgation a constitué presque toute la médecine et Molière en a justement ridiculisé l'usage exagéré.

Il est quelquefois utile, avant l'arrivée du médecin, d'administrer un purgatif; je vous indiquerai ceux qui peuvent être pris sans inconvénient et qui jouissent d'une inocuité complète pour l'organisme.

Tout d'abord, le choix se portera sur l'*huile de ricin* à la dose de 30 à 40 grammes pour un adulte. Chez les enfants à partir de 18 mois : à la dose de 2 grammes par année d'âge.

L'huile de ricin peut être prise dans du lait, du café et mieux entre deux couches de jus d'orange. Il est bon de recommander au malade de ne prendre de boisson que deux heures après l'absorption de l'huile de ricin.

Magnésie calcinée en paquets de 20 grammes. Prendre un paquet, le matin à jeun, dans du lait.

Pour les enfants, la dose doit être réduite : 0gr,50 à 5 grammes suivant l'âge. La magnésie calcinée est un bon laxatif à la dose de 2 à 5 grammes pour les adultes.

Sulfate de soude en paquets de 40 grammes. Médicament purgatif pour adulte : un paquet le matin à jeun pris en deux fois à un quart d'heure d'intervalle, dans de l'eau sucrée, avec du jus de citron ou mieux dans de l'eau de Seltz.

Il est bon d'avoir également, en réserve, des paquets de *calomel* (protochlorure de mercure) de 0gr,03 et de 0gr,05 pour certains cas urgents, et qui ne seront donnés qu'après avis du médecin.

Le *sirop de chicorée* est un médicament purgatif pour les jeunes bébés, d'une utilité incontestable, mais que l'on ne peut conserver dans une pharmacie de famille en raison de son altération rapide.

Note générale pour l'administration des purgatifs. — Le purgatif, quelle que soit sa nature, doit se donner le matin à jeun ; il est nécessaire de fractionner les doses. Dès l'effet exonérant produit, donner une tasse de thé très léger qui permet de mieux réagir contre la tendance au refroidissement, à l'adynamie.

Parmi les *vomitifs*, le meilleur est celui qui provoque les vomissements sans amener d'intoxication. Or l'ipéca est un vomitif qui agit rapidement et dont l'absorption n'est jamais suivie d'accident.

On emploie : la *poudre d'ipéca* chez l'adulte à la dose de 0gr,50 à 2 grammes (généralement

1 gramme pris dans un 1/2 verre ou 1/4 de verre d'eau tiède).

Les doses, pour les enfants, sont les suivantes :

Enfants	de 3 ans	0gr,30
—	de 3 — à 5 ans	0gr,50
—	de 5 — à 10 —	0gr,75

Le *sirop d'ipéca* est réservé pour les enfants au-dessous de trois ans à la dose de 5 à 20 grammes suivant l'âge. Ce sirop ne se conservant que difficilement, il est bon de ne pas en faire une grande provision : 30 à 60 grammes tout au plus.

Parmi les vomitifs, je ne mentionne pas à dessein l'*émétique* ou *tartre stibié*, sel d'antimoine agissant en provoquant une intoxication légère, il est vrai, mais ne devant être employé qu'après avis du médecin. Dans tous les cas, il ne faut pas autant que possible donner l'émétique ni aux enfants, ni aux vieillards.

Ce médicament a suscité parmi les médecins les plus ardentes discussions : il avait ses partisans et ses détracteurs ; à l'*antimoine triomphant* de Renaudot, Jacques Reneau opposait le *rabat-joie* de l'antimoine.

Le mot *antimoine* a même été donné parce que plusieurs moines seraient morts empoisonnés pour avoir fait usage de ce médicament. Les détracteurs réussirent à en faire interdire l'usage par la Faculté, et un arrêt du Parlement ratifia la décision de l'École. Louis XIV prit de l'émétique à la suite d'une consultation célèbre présidée par Mazarin, et s'en trouva très bien; aussi le Parlement en 1666 revint-il sur sa décision qui avait été prise juste un siècle auparavant.

Mais revenons aux vomitifs plus sûrs, moins nocifs comme l'*ipéca*. Comment faut-il l'administrer. Chacun sait qu'on le prend à jeun, mais, si besoin en est, à n'importe quel moment. On l'ingère avec un peu d'eau, en deux fois à dix minutes d'intervalle. Dès que les nausées commencent, on donne de l'eau tiède, car l'hypersécrétion gastrique déterminée par le remède ne produit pas assez de liquide pour favoriser le vomissement. Bien se garder de prendre du thé après un vomitif; il agit en sens inverse sur l'estomac. On le donne au contraire pour arrêter les vomissements.

Le *sirop d'ipéca* se donne aux enfants jusqu'à deux ans par cuillerées à café de cinq minutes en cinq minutes jusqu'à effet.

Cas particulier où les vomissements deviennent trop répétés et fatiguent le malade: recommander le repos absolu, étendu et donner de l'eau de Seltz prise par petites gorgées.

Stimulants.

Les médicaments stimulants sont destinés à combattre la prostration générale, la syncope. Ce sont, parmi les plus usuels:

L'alcoolat de mélisse. A la dose d'une cuillerée à

café dans un peu d'eau sucrée, ou mieux en friction sur les tempes.

Le *thé* en infusion comme stimulant.

Le *vin de kola*.

Les inhalations d'*acide acétique*, ou de *vinaigre anglais*.

Dans l'arsenal thérapeutique, il existe bien d'autres médicaments agissant sur les différents appareils ou organes de l'économie : médicaments modificateurs de la respiration, de la circulation, médicaments dits cardiaques, etc.; mais leur médication est subordonnée à l'établissement d'un diagnostic et ne peut, par suite, être donnée que par le médecin.

II. — Médicaments externes

Principaux objets de pansements.

Coton hydrophile stérilisé, c'est-à-dire du coton privé des matières grasses qu'il renferme généralement et jouissant alors de la propriété d'absorber les liquides aqueux. Ce coton ainsi traité est stérilisé et doit être enfermé dans des enveloppes qui le protègent des poussières extérieures. Destiné aux pansements des plaies.

Compresses de toile formées de carrés de vieille toile de dimensions variables.

Bandes de toile et de gaze.

Gaze hydrophile (ou singalette dégraissée). Substances unissantes destinées aux rapprochements des lèvres d'une plaie : *Sparadrap, diachylon, taffetas d'Angleterre, baudruche gommée.*

Il doit exister, dans la pharmacie de famille, un flacon de 60 grammes au moins de *Collodion riciné*. Cette substance sert à recouvrir, sur les téguments, une perte de substance. Etendue sur la peau à l'aide d'un pinceau, elle laisse un enduit adhérent, transparent et sec.

Médicaments antiseptiques pour l'usage externe.

Acide borique: 100 à 150 grammes. Pour faire la solution aqueuse à la dose de 30 grammes pour 1 litre d'eau bouillie.

Sublimé ou bichlorure de mercure en paquets de 0gr,25 de sel mercurique, additionné d'acide tartrique et coloré par le carmin d'indigo. Chaque paquet, dissous dans un litre d'eau, donne une solution antiseptique *bleue* contenant 25 centigrammes de bichlorure de mercure. Pour éviter tout accident, il est important de mettre sur le flacon l'étiquette rouge : *usage externe.* Du reste, le soin que l'on a pris de colorer la liqueur antiseptique en *bleu* éveille l'attention de la personne qui doit faire usage de cet antiseptique *externe.*

Eau oxygénée: 1/2 litre. Antiseptique qui doit être étendu de 4 à 5 fois son poids d'eau bouillie refroidie, pour lavages des plaies ou pour irriguer la cavité buccale et pharyngée dans certaines affections de la bouche.

Topiques divers.

Vaseline boriquée. Pour le traitement des plaies, des excoriations de la peau ou des muqueuses.

Solution aqueuse d'acide picrique pour le traitement des brûlures de peu d'étendue. Pansement fait avec du coton hydrophile trempé dans la solution picriquée et mis sur la brûlure. On recouvre ce coton de taffetas gommé et d'une bande de gaze aseptique.

Comme topiques émollients, on emploie la *farine de lin, la fécule de pomme de terre.*

Le cataplasme de farine de lin se fait en délayant la farine dans l'eau bouillante de façon à obtenir un mélange homogène que l'on enferme dans de la mousseline. Il ne faut pas avoir une provision trop grande de farine de lin qui rancit par le temps. Les cataplasmes de farine de lin altérée peuvent amener des éruptions. Le cataplasme de fécule se prépare comme les bouillies.

Ces topiques (cataplasmes de farine de lin, de

fécule) doivent, lors de leur application, être recouverts d'un tissu imperméable, de taffetas gommé par exemple, pour conserver la chaleur et l'humidité : ils constituent alors un véritable pansement humide.

Révulsifs.

Les médicaments révulsifs sont aussi des dérivatifs. Pendant longtemps on a « *révulsé* et *dérivé* » par les moyens les plus hétéroclites sans trop savoir comment se réalisait l'effet thérapeutique. Il semble maintenant que l'on comprenne mieux l'action thérapeutique qui résulte de la *révulsion* et de la *dérivation* et quelles sont leurs indications.

Nous définirons la dérivation : une méthode qui a pour but de détourner mécaniquement le sang ou une humeur d'une partie du corps vers une autre partie ou à l'extérieur. Et la révulsion : une irritation locale quelconque provoquée dans l'intention de faire cesser un état congestif ou inflammatoire existant dans une autre partie de l'organisme, ou de stimuler le système nerveux.

Comme médicaments révulsifs, on peut employer :

1° Le *cataplasme de farine de moutarde ;* il doit être préparé avec de la farine de moutarde récente, délayée dans de l'eau *à peine tiède* pour obtenir une pâte molle. Sous l'influence de l'eau, deux principes immédiats contenus dans la farine réagissent l'un sur l'autre pour donner naissance à l'essence de moutarde qui agit comme rubéfiant lors de l'application du cataplasme. Il est indispensable de faire cette préparation avec de l'eau froide ou à peine tiède car l'eau bouillante détruit l'un des produits nécessaires à la formation de l'essence révulsive.

2° Le *cataplasme de farine de lin sinapisé*, lequel est obtenu en saupoudrant, à la surface du cataplasme de farine de lin, de la farine de moutarde.

3° Le *papier-moutarde* ou *sinapisme en feuilles;* celui-ci est véritable cataplasme révulsif qu'il suffit, au moment de l'application, de tremper pendant quelques instants dans un peu d'eau tiède. Il est formé d'un carré de papier sur lequel on a fixé, au moyen d'une solution adhésive de caoutchouc, de la farine de moutarde privée de son huile fixe. Ce papier-moutarde a l'avantage de se conserver facilement ; il doit exister dans toutes les pharmacies de famille ; il est d'une application rapide et, grâce à la petite épaisseur de la substance active déposée, on obtient simplement de la rubéfaction et jamais de vésication.

En règle générale, il faut surveiller l'emploi du sinapisme et du cataplasme sinapisé ; leur application sur la peau varie de 10 à 15 minutes suivant la susceptibilité du malade. Chez les enfants, la durée d'application ne doit pas être plus de 4 à 5 minutes. Éviter l'emploi chez les tout jeunes enfants.

Un cataplasme sinapisé, ou un sinapisme, laissé trop longtemps en contact avec la peau amène, au lieu de la révulsion, de la vésication avec formation de petites ampoules et mortification des tissus.

A l'endroit où a été appliqué le sinapisme, on fait un pansement à la poudre d'amidon ou à la vaseline stérilisée.

4° La *teinture d'iode*. — Une seule application de teinture d'iode faite au pinceau produit de la révulsion ; des applications répétées donnent de la vésication.

Pour arrêter les hémorragies légères, on emploie soit l'*amadou* en applications locales et surtout l'*antipyrine* en solution aqueuse au 1/5. En particulier, un coton imprégné de solution d'antipyrine et placé dans la narine est un hémostatique vraiment utile dans les épistaxis ou saignement de nez. Ce procédé est beaucoup préférable au perchlorure de fer étendu d'eau, susceptible de provoquer des eschares en raison de sa causticité.

J'ai terminé, Mesdames et Mesdemoiselles, la description des divers médicaments qui doivent faire partie de la « Pharmacie de famille ». J'ai choisi à dessein, pour cette nomenclature, ceux qui sont susceptibles d'une bonne conservation et qui ne demandent pas à être souvent renouvelés.

Grâce à cet arsenal médical, encore tout à fait rudimentaire, vous pourrez parer aux premières nécessités, faire une thérapeutique préventive et d'attente jusqu'à l'arrivée du médecin. Grâce à une intervention précoce de votre part, à vos soins intelligents, des complications, des aggravations pourront souvent être évitées.

Permettez-moi d'exprimer un vœu en terminant, c'est que ces quelques notions élémentaires, qui auraient besoin d'être complétées par les indications des premiers secours pour les blessés et les malades, puissent contribuer au bien-être et à la vitalité du foyer.

X

INTRODUCTION MÉDICALE

AU MANUEL

DE LA PARFAITE CUISINIÈRE

PAR LE Dr H. SURMONT

Professeur à la Faculté de médecine de Lille.

MESDAMES,

Je désire, dans cette causerie, vous donner quelques idées générales sur la façon dont il faut lire les livres de cuisine que vous avez entre les mains et sur la façon dont il faut en utiliser les enseignements au point de vue pratique ; je voudrais vous indiquer quelles sont les idées qui doivent vous diriger, non seulement dans la critique de ce que vous lirez, mais encore dans l'appréciation de ce que vous voyez faire tous les jours autour de vous et quelles sont les raisons qui doivent vous faire choisir, dans tel ou tel cas déterminé, tel mode d'hygiène alimentaire plutôt que tel autre.

Cette conférence sera avant tout simple ; je la voudrais très pratique ; vous me permettrez de m'exprimer avec la plus grande simplicité. Le style de Brillat-Savarin paraîtrait ici hors de mise et son éclat peu en rapport avec les conseils de simplicité et de sobriété que j'entends vous donner.

Pour la santé, une bonne hygiène alimentaire est de première nécessité, tellement que nous autres médecins nous avons coutume de dire que « l'homme ne meurt pas mais qu'il se tue » et qu'il se tue surtout par la mauvaise manière dont il s'alimente. Les anciens disaient déjà : *plures occidit gula quam gladius*, « la bonne chère fait mourir plus d'hommes que l'épée ».

La plus grande partie des maladies chroniques qui emportent l'homme vers quarante ou cinquante ans, par exemple les maladies du foie, des reins, l'artériosclérose, et toutes les maladies qui ne sont pas la suite d'une infection ou d'une parasitose antérieures, sont la conséquence du retentissement naturel, forcé, inévitable, sur notre économie tout entière, de notre manière de vivre habituelle et en particulier de notre alimentation. Ce sont en réalité pour la plupart des maladies de mauvaise alimentation.

Elles sont donc évitables par une bonne hygiène alimentaire, absolument comme le sont, par une bonne hygiène générale, les maladies infectieuses, variole, fièvre typhoïde, etc.

Malheureusement, sur ces notions pratiques importantes d'hygiène alimentaire, nombre d'erreurs et de préjugés ont cours dans les meilleurs milieux.

A cet égard, le rôle de la femme et son influence sur la santé de la famille sont et doivent être prépondérantes ; c'est pourquoi j'ai voulu vous exposer quelques idées générales à ce sujet, espérant que vous répandriez ensuite ces notions autour de vous, que vous les appliqueriez dans votre famille et que le grain semé germerait et se transformerait en moissons utiles, à la famille d'abord, à la société ensuite.

L'appétit. — Le meilleur assaisonnement d'un bon repas est, vous le savez, l'appétit. Or, l'appétit n'est pas quelque chose de spontané, qui échappe à l'influence d'une direction raisonnée comme on le croit quelquefois, mais au contraire un désir de la nourriture qui peut être réveillé, dirigé et augmenté si nécessaire par une utilisation intelligente des influences physiologiques susceptibles d'agir sur lui.

Ces influences sont multiples et ne sont autres que celles qui, par le canal de nos divers sens : la vue d'un plat bien préparé, l'odeur d'un mets dont le fumet est agréable, la saveur d'un assaisonnement préféré ou simplement le souvenir d'une sensation agréable antérieure, éveillent dans notre esprit le désir de manger. Car l'appétit, on l'oublie trop souvent, est un désir psychique et non un besoin physique comme la faim avec laquelle on le confond généralement dans le langage courant.

Or, l'appétit a une grande importance au point de vue de la digestion par la mise en train des sécrétions digestives qu'il provoque et cela aussi bien chez les animaux que chez l'homme.

La vue d'un bon plat fait venir l'eau à la bouche, c'est-à-dire excite la sécrétion salivaire mais elle excite aussi la sécrétion gastrique, car si l'on vérifie le contenu de l'estomac d'un chien à qui l'on fait voir un bon morceau de viande, on le trouve plein de suc gastrique. Cela se fait très aisément chez les animaux pourvus d'une canule gastrique à robinet.

L'appétit peut être troublé dans un certain nombre de circonstances pathologiques, soit par excès (certaines affections nerveuses, diabètes) soit par perversion (goût morbide pour certaines substances non alimentaires ou répugnantes), soit au contraire par diminution (affections nerveuses, début et période d'état de beaucoup de maladies).

Il est indispensable, pour restaurer l'appétit ainsi troublé, de connaître ses excitants physiologiques. Cette connaissance est d'autant plus nécessaire aux femmes que, bien souvent, elles sont ou devraient être les aides indispensables du médecin dans cette cure. Combien de convalescents par exemple n'ont retrouvé l'appétit qu'au fumet des mets de la table familiale, savourés avec délices parce qu'agréables comme des souvenirs d'enfance.

Les excitations qui poussent à l'appétit sont d'ordre sensoriel : la vue d'un bon plat, d'une table bien mise sont des excitants de l'appétit; l'odorat, le goût sont également le point de départ d'excitations appétissantes et ce sont là des facteurs qui ont non seulement une action sur l'homme mais encore sur les animaux.

Ainsi donc, Mesdames, vous vous rappellerez que les soins donnés par vous à la préparation du repas sont l'exécution d'un devoir qui vous sera payé par les vôtres en bonne santé et en bonne digestion. Vous leur offrirez la vue d'une salle à manger bien tenue et bien gaie, d'une table bien propre et vous ne craindrez pas de rapporter de vos promenades des fleurs pour l'orner, au besoin d'en acheter; vous soignerez particulièrement la manière de présenter et de disposer les aliments sur les plats sachant bien qu'aucun de ces soins n'est superflu.

Pendant le repas lui-même, que les mets soient apportés bien à point, bien chauds, dans des plats disposés pour leur garder toute leur saveur afin que leur arome, savamment conservé, chatouille agréablement l'odorat.

Qui ne se rappelle l'appétit endormi et soudain éveillé au moment où le couvercle enlevé de la soupière ou du plat laisse dégager autour de la table des fumets appétissants.

Quant au goût, vous veillerez à le flatter par la surveillance attentive de votre cuisine : apprenez bien à vos filles, Mesdames, que c'est là une part importante de la besogne féminine, et qu'elles maintiennent, sur ce point, la réputation si bien établie de la femme française au degré où vous-mêmes et vos devancières l'avez placée.

Tels sont, Mesdames, les excitants naturels de l'appétit, ceux dont vous devez savoir user pour le grand bien de tous; il en est d'autres, artificiels ceux-là, que vous devez connaître aussi, mais pour les combattre, pour user de toute votre influence pour empêcher votre entourage d'y avoir recours. Ce sont les apéritifs, drogues excitantes et néfastes dont la prescription devrait être laissée aux médecins, dont on peut dire que le meilleur ne vaut rien, et qui sont un des plus grands fléaux contemporains.

La faim. — La faim est, comme je vous l'ai dit, le besoin physique de l'aliment, en cela tout différent de l'appétit qui en est le désir psychique ; ce besoin physique de l'aliment peut être troublé dans certaines circonstances et ses altérations pathologiques sont importantes à connaître.

La faim diminue dans le confinement, quand la chaleur augmente, sous l'influence du surmenage, par suite de l'absence d'exercice et surtout d'exercice de plein air, par le fait de l'arrêt du développement corporel et de la suppression du besoin de matériaux de croissance ; enfin la diminution ou la suppression de la faim coïncident souvent avec l'incubation ou le début de beaucoup d'affections fébriles. C'est pour cette dernière raison qu'il faut savoir respecter le manque de faim, l'anorexie, chez les enfants en particulier.

Ne contraignez jamais à manger un enfant habituellement de bon appétit. Vous lui éviterez ainsi bien des malaises et ne risquerez pas d'aggraver un état pathologique qui ne fait que s'annoncer et qui pourra être atténué par les précautions prises.

Si un enfant vous semble manquer d'appétit, prenez sa température et s'il existe de la fièvre soyez sur vos gardes et appelez le médecin au plus tôt.

A côté des causes physiologiques citées plus haut je vous signale, parmi les agents dépressifs les plus communs de la faim pour que vous sachiez les dépister, les intoxications habituelles dont les plus fréquentes sont l'intoxication alcoolique et l'intoxication tabagique.

Quand vos maris ou vos fils ne mangeront plus régulièrement, Mesdames, surveillez-les discrètement et voyez si, insensiblement, sans s'en douter le moins du monde, ils n'ont pas dépassé la dose de boissons fermentées ou de tabac que leur organisme tolère, dose essentiellement variable selon les individus et qu'on arrive à dépasser sans s'en douter, en se croyant, de la meilleure foi du monde, bien en deçà des limites nuisibles. Quand vous serez arrivées à découvrir la cause de ce manque habituel du besoin de manger, ne craignez pas de la dénoncer et de mener le bon combat, convaincues qu'il y va du bonheur et de la santé des vôtres ; ne vous laissez pas arrêter par les sophismes par lesquels chacun de nous défend ses mauvaises habitudes et cherche à se sauver la face devant les siens et devant soi-même et surtout n'oubliez pas de répondre que si M. X... boit plus de vin ou que M. Y... fume davantage sans en paraître incommodé, cela n'est peut-être qu'une apparence et en tout cas ne durera pas.

Pour combattre l'absence habituelle de faim vous vous adresserez à ses excitants physiologiques habituels qui sont d'une efficacité éprouvée et connue de tous : l'aération permanente, particulièrement, l'aération nocturne si utile aux habitants des villes, le séjour à la mer, à la montagne, à la campagne, la chasse, le travail, le travail physique d'abord mais aussi le travail cérébral qui a, à cet égard, une influence excellente qu'on oublie quelquefois et qu'il est si important de connaître.

Quelques maladies comptent parmi leurs premiers symptômes l'exagération habituelle de la faim ; il en est ainsi des diverses variétés du diabète ; il faut le savoir pour les dépister dès leur début. Ici encore le rôle de la maîtresse de maison est capital.

La mastication. — Quelques mots encore, Mesdames, sur un point qui, lui aussi, me paraît mériter votre attention : c'est la *manière de manger*, non pas selon les préceptes de la civilité puérile et honnête, encore que l'on trouverait aisément à nombre de nos usages une raison d'être hygiénique, mais en prenant certaines précautions *très importantes* pour une bonne digestion ultérieure. La première de toutes est une bonne mastication.

Je vous en demande pardon, peut-être vous aurai-je l'air ici d'enfoncer parfois des portes ouvertes, mais mon expérience de ces questions me permet de vous affirmer que toutes les portes qu'on croit ouvertes ne le sont pas.

La nécessité de *mâcher*, par exemple, est une de ces grosses vérités élémentaires que l'on est obligé de répéter à chaque instant dans la pratique journalière.

Un grand nombre de personnes ne savent pas

mâcher. Les gens qui semblent s'être particulièrement distingués dans le sport de la mauvaise mastication sont les Américains, gens très pressés d'ordinaire. La mauvaise mastication est devenue chez eux une sorte de fléau national à tel point qu'un apôtre, Horace Fletcher s'est levé, qui a fait une véritable croisade contre la mauvaise mastication et l'a rendue responsable de tous les maux qui désolent l'Amérique du Nord. Si extraordinaire que cela puisse vous paraître, Fletcher a réuni un grand nombre d'adeptes et pour les Fletcheristes (ainsi s'appellent-ils) la mastication a été élevée à la hauteur d'un véritable rite.

Sans aller jusque-là, il est bien permis de dire que la mauvaise mastication est un gros défaut ou plutôt une grosse faute d'hygiène alimentaire qui est la cause d'un grand nombre de dyspepsies.

Gladstone, le grand homme d'État anglais, avait l'habitude d'attribuer sa verte vieillesse à ce fait qu'il avait, depuis sa jeunesse, l'habitude de mâcher chacune de ses bouchées d'aliments 32 fois (une fois pour chaque dent).

Je ne vous conseille pas une numération aussi précise, mais il faut au moins mâcher soigneusement chacune de vos bouchées. La mastication est très importante au point de vue physiologique à cause de la division des aliments qui facilite leur attaque par les sucs digestifs, à cause de l'insalivation qui a, vous le savez un rôle, mécanique et digestif extrêmement important, enfin parce que, par la fatigue des muscles masticateurs qui l'accompagne elle facilite l'apparition de la sensation de satiété et ainsi, en évitant les repas trop copieux, supprime une source importante de troubles dyspeptiques ou nutritifs par surcharge alimentaire.

J'ajouterai enfin — et ceci, Mesdames, est de nature à vous toucher directement — que les tachyphages (ceux qui mangent trop vite) sont exposés de ce fait à toute une série d'éruptions cutanées du plus fâcheux effet.

La température des aliments. — Un autre défaut, qu'il faut éviter autour de vous, c'est d'exagérer en froid ou en chaud la température des aliments ingérés.

Les personnes qui ont l'habitude de manger ou trop chaud ou trop froid ont, au bout d'un certain temps, des irritations, des inflammations même des muqueuses des premières voies digestives ; un très grand nombre d'affections d'estomac sont la conséquence de cette mauvaise habitude. Cela ne vous étonnera pas trop si vous songez à la délicatesse de nos muqueuses, quand vous saurez que nos dents elles-mêmes, si solides pourtant, subissent l'action des variations excessives de température. Les dentistes reconnaissent à l'examen de la bouche les dents des personnes qui abusent de la glace, l'émail en est tout craquelé.

Les influences psychiques. — Solliciter l'appétit des membres de la famille, surveiller leur faim, voir s'ils mangent suffisamment, s'ils mâchent convenablement, leur offrir des mets à température convenable, ne doivent pas être l'unique préoccupation des maîtresses de maison ; elles doivent se rappeler que leurs convives ne sont ni de simples animaux ni de purs esprits, et s'inquiéter de voir régner pendant les repas une atmosphère de franche gaîté et de pleine liberté autour de la table familiale.

Quantité de dyspepsies sont primitivement d'origine nerveuse, conséquences du surmenage intellectuel ou du chagrin, par exemple. L'influence des émotions sur l'intestin est de connaissance vulgaire.

L'estomac et, avec lui, tout l'appareil digestif sont d'une façon très marquée sous la dépendance de notre état mental, de là vient que, pendant la période de vacances, nous digérerions des cailloux tandis que pendant les périodes de surmenage et de fatigue cérébrale, le moindre aliment nous devient un poids sur l'estomac.

Voilà un fait d'observation très important et que les maîtresses de maison ne doivent pas perdre de vue.

Il est indispensable que, se le rappelant, elles cherchent à faire que le repas soit un moment de repos et de récréation attendu et désiré par tout le monde, par le père de famille qui rentre fatigué ou préoccupé du travail et des affaires, par la maîtresse de maison qui doit y jouir d'un repos bien gagné, par les enfants enfin pour qui il doit être une des récréations de la journée et plus tard un des meilleurs souvenirs de la vie familiale.

Ce n'est pas le moment du repas qu'il faut choisir pour gronder les enfants, mais par réciprocité, ce n'est pas celui que ceux-ci doivent prendre pour mécontenter leurs parents. Que ce soit au contraire le moment de la conversation générale ; que chacun y pense tout haut, en toute liberté, au milieu de la sympathie générale, que l'éducation familiale y trouve un de ses meilleurs champs d'action de la journée et tout le monde s'en trouvera bien. Combien la femme française, si bien douée à cet égard, peut encore faire éclater ici sa supériorité ! Je voudrais que chacune de vous, Mesdames, soit bien convaincue qu'elle doit à sa réputation, qu'elle se doit à elle-même, de faire que le repas familial soit pour toute la famille le moment le plus agréable de la journée. Le cœur et le cerveau de tous y trouveront leur profit autant que l'estomac.

Les boissons. — Une question qui me paraît

nécessiter quelques éclaircissements, c'est celle des boissons.

D'abord que faut-il boire ? Avant tout et par-dessus tout, de l'eau qui est la boisson naturelle.

A cet égard, permettez-moi de vous dire que l'eau n'est pas le moins du monde le liquide incolore, inodore et insipide que décrivent les chimistes, mais une boisson délicieuse, quand elle est fraîche ; les palais délicats savent en apprécier la saveur ; elle ne paraît fade qu'à ceux à qui les saveurs violentes des boissons fermentées ou distillées ont altéré le goût.

En tout cas, il est incontestable que l'eau est la boisson de choix particulièrement pour les travailleurs intellectuels. J'en connais quantité qui ne peuvent pas travailler, après le repas de midi en particulier, quand ils ont bu autre chose. C'est un fait d'observation courante.

Au contraire, pour les travailleurs manuels, pour les hommes qui ont un travail pénible, particulièrement en plein air, pour les paysans, les boissons dites « hygiéniques » la bière, le vin, le cidre, sans être indispensables, ce qui n'est jamais le cas, n'ont pas d'inconvénients sérieux quand elles ne sont pas prises en quantités exagérées. Il ne faut pas pousser la rigueur des prescriptions hygiéniques jusqu'à condamner toute l'humanité à l'eau pure.

Faut-il boire aux repas ou entre les repas ?

Autre question d'importance pratique non douteuse.

Les boissons aux repas ont l'inconvénient de surcharger l'estomac et quantité de dyspeptiques sont très améliorés rien que par la suppression de l'ingestion de liquide aux repas et la séparation du repas liquide du repas solide.

La boisson prise pendant le repas a encore l'inconvénient de faciliter la mauvaise mastication : les gens qui avalent trop vite ne sont pas fâchés de pousser le bol alimentaire en buvant un grand coup. L'excès de boissons se fait ici complice de la mauvaise mastication. Enfin, la boisson prise pendant les repas a l'inconvénient de diluer les diverses sécrétions digestives : la sécrétion salivaire et la sécrétion gastrique particulièrement. La digestion totale est aussi parfois retardée assez notablement.

En résumé, contrairement aux habitudes françaises, il y a souvent avantage à ne pas boire en mangeant. Il y a, en tout cas, intérêt à boire de préférence à la fin du repas ou mieux encore après le repas et même tout à fait à distance du repas, par exemple, vers dix heures du matin, vers quatre heures de l'après-midi et au coucher quand on fait trois repas vers huit heures du matin, midi, sept heures du soir.

En aucun cas, toutefois, il ne faut que la suppression complète de la boisson aux repas soit synonyme de suppression complète de la boisson. La boisson nous est aussi nécessaire que l'alimentation solide, il ne faut pas l'oublier, mais il faut savoir la doser.

Quelle est la quantité de boisson qu'il faut ingérer? Ceci est important car l'excès et le défaut des boissons sont également des sources de troubles pathologiques. L'excès des boissons fermentées mène à l'alcoolisme ou encore à l'obésité, à la dégénérescence graisseuse du cœur ou des divers organes, à la néphrite, etc. A un degré moins élevé, l'usage habituel de grandes quantités de boissons fermentées, de bière en particulier, se traduit dans l'habitus général. Il suffit de comparer à cet égard l'Allemand ou le Belge, grands buveurs de bière, au paysan français particulièrement à celui du Midi.

L'excès d'eau lui-même n'est pas sans inconvénient car il équivaut à un lavage du sang, or, si ce lavage est utile dans certains cas pathologiques en enlevant de la circulation des produits toxiques il est, à l'état normal, inutile ou même dangereux en enlevant du sang des substances utiles et en conduisant à l'anémie.

Le défaut des boissons a, lui, d'autres inconvénients : il pousse à l'amaigrissement ; d'autre part, en concentrant les humeurs de l'économie, il mène aux diverses lithiases, particulièrement à la lithiase biliaire ou à la lithiase urinaire, c'est-à-dire au développement de concrétions calculeuses dans les voies biliaires ou urinaires.

Il est donc important de s'assurer une bonne ration liquide.

Le moyen le plus simple de juger qu'elle est satisfaisante est de surveiller l'émission urinaire ; si les urines sont claires, ne déposent pas, d'un volume de 1.200 à 1.500 centimètres cubes par vingt-quatre heures pour un adulte, on peut être assuré que tout est bien ; sinon il suffit d'ajouter à sa ration liquide, potages et café compris, ou d'en retrancher un volume équivalent à la différence en moins ou en plus constatée avec la quantité normale indiquée plus haut.

Après ces notions préliminaires sur les précautions à prendre et les directions générales à donner à l'hygiène avant le repas, nous sommes en mesure d'aborder maintenant celui-ci et de voir tout d'abord ce qu'il faut manger et combien il faut manger.

Ration d'entretien. — On donne le nom de ration d'entretien à la dose d'aliments qui est nécessaire à chacun de nous pour s'entretenir en bonne santé.

Je n'entrerai pas dans les nombreux détails que soulève l'étude de cette ration d'entretien dans les diverses conditions d'âge, de saison, de climat, de repos, de travail.

M. le Professeur Lambling vous a fait sur

ce sujet, ici même, une intéressante conférence.

Qu'est-ce que s'entretenir ? C'est : 1° réparer l'usure des tissus ; 2° prendre des aliments la quantité qui est nécessaire pour assurer à notre économie la somme d'énergie qui, sous la forme de travail musculaire ou cérébral, de fonctionnement de nos divers organes internes, de maintien de la constance de notre température est dépensée chaque jour par la machine humaine.

Les aliments sont donc de deux sortes : les premiers destinés à réparer l'usure de notre machine (car notre machine s'use comme toutes les machines avec cet avantage sur celles construites par les ingénieurs de se réparer automatiquement au fur et à mesure des besoins), les seconds à en assurer le fonctionnement à l'état de repos et de travail.

Aliments de réparation. — Les aliments de réparation sont les aliments albuminoïdes, une des trois variétés alimentaires, albumines, hydrates de carbone et graisses, en lesquelles les chimistes décomposent les substances alimentaires organiques.

Le type de l'aliment albuminoïde est la chair des mammifères, des poissons, des oiseaux, accessoirement d'autres groupes animaux, mollusques, crustacés.

On en trouve aussi dans le lait, les œufs et leurs dérivés. Il en existe enfin mais d'autre nature dans les graines et les plantes.

QUANTITÉS EN MATIÈRES ALBUMINOÏDES CONTENUES DANS 1 KILOGRAMME DE QUELQUES ALIMENTS

ALIMENTS	MATIÈRES ALBUMINOÏDES en grammes.	ALIMENTS	MATIÈRES ALBUMINOÏDES en grammes.
Fromage	334	Lentilles	265
Bœuf	174	Haricots	226
Porc	171	Froment	135
Jaune d'œuf	163	Riz	51
Blanc d'œuf	117	Pommes de terre	15
Lait	55	Fèves	250

Pour connaître la valeur alimentaire d'un aliment albuminoïde, il ne suffit pas de connaître sa composition chimique mais encore la quantité d'albumine qui est retenue par l'organisme après la traversée digestive. Les albumines végétales sont beaucoup moins utilisées que les albumines animales, comme le montre le tableau II.

PROPORTIONS DES DIVERSES ALBUMINES QUI ÉCHAPPENT A L'ASSIMILATION ET S'ÉLIMINENT PAR LES MATIÈRES FÉCALES

Viande, lait, œufs, de	1 à 3 p. 100
Pois, haricots, lentilles	17 —
Pommes de terre	22 —
Riz	20 —
Pain blanc	22 —

La nécessité de la viande ou des substances analogues à la viande pour l'entretien de la machine humaine est une idée tellement courante que, de tous temps, l'humanité s'est préoccupée d'avoir des ressources en viande suffisantes et que les gens riches, les peuples vainqueurs s'en sont assuré des réserves, par exemple sous forme de troupeaux. Dans les trente dernières années, sous l'influence de certains hygiénistes, on avait exagéré l'importance de notre besoin d'albumine. A la suite de la généralisation trop hâtive à toute l'humanité des résultats d'enquêtes chimiques et hygiéniques portant sur des individus gros mangeurs et grands consommateurs de viande, on admettait communément que la quantité d'albumine nécessaire à un individu sain était de 100 à 120 grammes par jour, correspondant à 600 grammes de chair musculaire, c'est-à-dire à six fois son poids environ.

L'examen de ce qui se passe dans nos pays chez les populations pauvres, chez les hommes qui habitent les pays chauds, dans les races où l'alimentation est beaucoup plus végétarienne que chez nous, a montré que la dose d'albumine nécessaire et suffisante à l'homme est beaucoup moins élevée et peut être ramenée à un chiffre moindre soit, par kilogramme de poids vif, à un gramme ou même $0^{gr},70$ seulement et cela sans inconvénients ou même avec avantage dans beaucoup de cas[1] : vérité d'une importance capitale en

[1] Si toute l'albumine d'une ration alimentaire était empruntée à la viande il faudrait 600 grammes de viande pour avoir 100 grammes d'albumine, mais d'une part la ration de 100 grammes en albumine est trop élevée, et, d'autre part, nos habitudes culinaires nous amènent toujours à emprunter une part d'albumine au lait et aux végétaux.

fait d'hygiène alimentaire, l'albumine étant le plus cher des aliments et aussi le plus toxique quand il est mal toléré. Je ne saurais trop insister sur cette manière de voir que j'adopte pleinement.

Aliments de travail. — Les aliments de travail sont les hydrates de carbone (divers amidons et fécules, des céréales, des farines et des pâtes alimentaires qui en dérivent, des pommes de terre, des légumineuses, etc.); divers sucres et gommes; et les graisses qu'on trouve dans le lait, le beurre, la viande, dans divers végétaux, par exemple dans la noix de coco, dans les olives, les noix, les amandes et, d'une façon générale, dans tous les fruits secs.

Une fois la ration minima d'albumine nécessaire à la réparation de nos tissus assurée à l'organisme, c'est aux hydrates de carbone et aux graisses, aliments de travail et de force, qu'il faut s'adresser, d'autant qu'ils sont les plus économiques, les plus variés et les plus maniables parce que moins dangereux quand on dépasse la dose utile à l'économie.

Aliments minéraux. — En dehors de ces aliments de nature organique, nous avons besoin d'aliments de nature minérale, de fer, de phosphore, de chaux, de magnésie et de toute une série d'autres substances que l'on trouve surtout dans les plantes sous la forme d'acides et de sels variés.

Sur ce point particulier, la physiologie et la chimie sont beaucoup moins avancées que sur le point des aliments organiques élémentaires et nous savons mal, à l'heure actuelle, quel est exactement le taux nécessaire de notre ration en ces diverses espèces de sels; aussi est-il sage, c'est une leçon importante de pratique, de nous en tenir en beaucoup de cas aux enseignements fournis par l'expérience des siècles et les traditions populaires et médicales.

Quelques inconvénients des régimes défectueux. — Je n'hésite pas à affirmer très haut qu'il ne faut jamais, sans de très fortes raisons, s'écarter en fait d'hygiène alimentaire des habitudes traditionnelles quand elles sont raisonnables. On l'a fait dans notre pays depuis vingt ou trente ans, en augmentant d'une façon notable, dans beaucoup de familles, la proportion de viande de l'alimentation usuelle et c'est à cette faute d'hygiène qu'il semble légitime d'attribuer les progrès de l'arthritisme et de l'appendicite chez nous.

S'il est facile, avec n'importe quel régime, d'assurer à notre organisme la ration d'albumine, d'hydrates de carbone ou de graisse dont il a besoin, il n'en est pas de même de la ration minérale et c'est peut-être à ce point de vue qu'il est le plus nécessaire que notre alimentation soit aussi variée que possible, non seulement en viande, comme le croient beaucoup de ménagères, mais surtout en légumes et en fruits.

De l'oubli de cette précaution élémentaire résultent une série de troubles de la nutrition, les uns faciles à dépister, tels que le scorbut ; les autres beaucoup plus malaisés à diagnostiquer et se traduisant chez l'enfant par des défauts ou des arrêts de croissance, chez l'adulte par des états d'anémie ou de faiblesse qui restent inexpliqués et incurables aussi longtemps qu'on n'en n'a pas découvert la source dans une alimentation mal ordonnée et qu'on n'a pas pris les mesures nécessaires pour les faire cesser. Parmi les accidents observés le plus fréquemment de nos jours, en dehors de l'arthritisme et de l'appendicite je signale plus particulièrement l'anémie des jeunes enfants laissés plus longtemps que de raison au régime lacté ou lacto-végétarien et l'amaigrissement des sujets au régime carné ou ovo-carné trop exclusif. J'appelle votre attention sur ces faits, Mesdames, parce qu'ils résultent presque toujours d'un excès de sollicitude de votre part.

A côté des inconvénients organiques qui sont la conséquence des régimes trop uniformes, il faut placer les inconvénients psychiques. Ils s'observent très fréquemment chez les anciens dyspeptiques et sont la conséquence des habitudes d'observation prises pendant la cure. Vous savez qu'une des caractéristiques essentielles du psychisme humain est la facilité avec laquelle nous nous créons des habitudes, si nous n'y prenons garde. Cette faculté est à l'ordinaire originairement exagérée chez les dyspeptiques, dont la plupart sont des nerveux, et les minuties de régime, auxquelles on les soumet trop souvent, développent chez eux outre mesure l'auto-observation et la crainte des fautes de régime.

Le plus petit malaise est, par eux, rattaché à un écart de régime souvent imaginaire ; ils en arrivent ainsi petit à petit à exagérer les régimes, à ne pouvoir s'en écarter le moins du monde sans une véritable terreur. Dès lors ils sont devenus de véritables psychopathes et leurs manies prolongent indéfiniment un malaise depuis longtemps guéri.

Cet état d'esprit est devenu très fréquent de nos jours. Chacun veut avoir son régime, et, sans être malade, adopte trop souvent un régime destiné à des malades ; de là vient le règne tyrannique sur nos tables du macaroni et des nouilles, heureux encore quand l'harmonie du ménage n'est pas troublée faute d'arrivée en temps utile de l'envoi du seul fournisseur décrété capable de les fournir bons et digestibles.

Or, s'il est parfois nécessaire de se mettre à un régime, il faut bien s'en garder quand on n'est pas malade ; je viens de vous en donner les raisons. Il ne vous viendrait pas à l'idée de marcher avec des béquilles sans en avoir besoin, eh bien — permettez-moi cette métaphore un peu risquée — il y a une quantité de gens qui mettent leur estomac sur des béquilles quand ils n'en ont pas besoin.

Composition du régime normal. — Convient-il d'être carnivore ou herbivore ou fruitarien, c'est-à-dire faut-il se nourrir exclusivement de viande, de légumes ou de fruits ?

La réponse vous est aisée après ce que je viens de vous dire sur la nécessité d'une alimentation variée : l'homme doit être omnivore, c'est-à-dire manger de tout s'il veut conformer son alimentation à ses besoins naturels d'une part, et à la structure de ses organes digestifs et de ses dents qui, quoiqu'en disent certains végétariens aveuglés par le parti pris, sont d'un omnivore.

La proportion des divers aliments dans la ration journalière et la valeur totale de celle-ci doivent varier selon l'âge, le climat, la profession, la saison.

Il faut l'adapter aux ressources pécuniaires de la famille et c'est là un problème qui, dans la majorité des cas, est beaucoup plus facile à résoudre qu'on ne se le figure quand on sait choisir judicieusement les aliments parmi ceux offerts par les ressources particulières de chaque localité. Je ne peux pas développer ce point dont l'importance exigerait toute une conférence.

Vous savez toutes, ne fût-ce que par expérience,

que la nourriture d'un enfant n'est pas celle d'un adulte qui travaille, que les gens qui ont un travail cérébral ne doivent pas se nourrir de la même manière qu'un ouvrier qui fait un travail de force et qui a besoin d'une alimentation plus riche en énergie.

La nourriture doit varier aussi selon la saison et le climat.

Les recherches qui ont été faites sous différents climats ont montré que les habitants des pays chauds ont besoin de moins de calories que nous et nous savons tous par expérience que nous mangeons moins l'été et recherchons plus volontiers les aliments moins riches en calories, tels que les légumes verts et les fruits crus.

Aliments insuffisamment ou trop appréciés. — Parmi les viandes un certain nombre d'aliments doivent à leur saveur particulière, à leur rareté ou à leur action excitante d'avoir été de tous temps, ou d'être à l'heure actuelle, beaucoup trop appréciés alors qu'il en est d'autres, au contraire, qui le sont insuffisamment. Au premier groupe appartiennent les gibiers, les coquillages, les crustacés, les organes internes tels que ris de veau, cervelle, rognons, etc. Tous ces aliments sont mauvais pour les arthritiques, beaucoup sont générateurs d'acide urique, facilement fermentescibles ou indigestes.

Rien ne vaut la chair fraîche et saine des animaux de boucherie ou de la volaille.

Dans le groupe des aliments trop peu appréciés, on trouve les aliments hydro-carbonés qui ont cependant un plus fort rendement en calories et, à prix égal, ont toutes espèces d'avantages sur la viande et ses dérivés.

Vous trouverez dans le tableau ci-annexé plusieurs exemples de nature à réhabiliter à vos yeux des aliments trop dédaignés et je ne saurais trop attirer votre attention, Mesdames, sur les entremets sucrés dont la valeur alimentaire est extrême, à la confection desquelles les maîtresses de maison donnaient autrefois tous leurs soins et dont la réussite flattait leur amour-propre en même temps que la gourmandise de leurs enfants, de leur mari et de leurs amis.

VALEURS DE QUELQUES ALIMENTS ESTIMÉS EN VIANDE ET EN HYDRATES DE CARBONE

ALIMENTS	VALEUR EN VIANDE	RICHESSE EN HYDRATE DE CARBONE
Fromages	Leur poids	presque nulle.
Haricots Pois Lentilles	Leur poids	environ la moitié.
Riz	1/3 de son poids.	3/4 de son poids.
Pain	1/3 de son poids.	la moitié.
Macaroni	1/2 de son poids.	4/5 de son poids.
Pommes de terre.	1/10 de son poids.	1/5 de leur poids.

Un œuf de poule correspond à environ 25 grammes de viande.

ÉQUIVALENCE EN CALORIES DES MATIÈRES ALIMENTAIRES LES PLUS COMMUNÉMENT USITÉES

ALIMENTS	CALORIES
100 grammes de lait naturel	67,5
— écrémé	39,61
— crème	**214,70**
— petit-lait	**41,76**
1 œuf	80
50 grammes d'œufs brouillés	93,8
100 grammes pain rôti	258,8
— de biscuits anglais	**419,9**
— de gâteaux (cake)	**374**
50 grammes de beurre	407
100 grammes de viande crue	118,95
— de rôti de bœuf	213,8
— de côtelettes de veau crues	142,45
100 grammes de côtelettes de veau cuites	230
100 grammes de poulet	106,4
— de pigeon	99,7
— de cervelle de veau	140
— de riz de veau	90,2
Poissons.	
100 grammes de saumon	133,33
— d'huîtres	**20,50**
— de morue	61,50
— de sole	95,2
Céréales et légumes.	
100 grammes de riz au lait	176,1
— de purée de pommes de terre avec beurre	127,4
100 grammes d'épinards	165,50
— carottes	**41**
— purée haricots	193
— pois	**318**
— haricots verts	**41**
— asperges	**18 3**
Mets farineux.	
100 grammes gâteau semoule	**288,5**
— omelette soufflée	236,5
— omelette jambon	244,5
— de nouilles ou de macaroni	352,6

La valeur alimentaire des aliments se calcule habituellement sur la quantité de chaleur qu'ils sont capables de fournir à l'économie, celle-ci pouvant dans l'organisme humain, comme dans les machines à vapeur, se transformer en travail.

Une question que je ne puis passer sous silence est celle du pain qui, dans les habitudes françaises, entre dans la composition de tous les repas.

Quel pain faut-il donc manger ? Cela a une importance tellement grande que certains auteurs ont pu soutenir que l'appauvrissement actuel de la race française, la diminution progressive de la taille des conscrits, le progrès de l'alcoolisme étaient liés en grande partie à la question du pain. Nos pères mangeaient du pain fait avec des farines beaucoup moins fines que celles que nous utilisons à présent. Les grains étaient seulement écrasés dans les moulins à vent du bon vieux temps et ensuite grossièrement blutés de sorte qu'on retrouvait dans le pain bis, fabriqué avec ces farines, la presque totalité des éléments du grain de blé.

Aussi ce pain bis constituait-il un aliment de première qualité parce que complet. Car, on l'oublie trop, le grain de blé dans son intégrité est un aliment complet, au même titre que l'œuf ou le lait ; il contient tout ce qui est nécessaire au développement de la jeune plante au moment de la germination, comme l'œuf contient tout ce qui est nécessaire au développement de l'oiseau jusqu'à l'éclosion et le lait tout ce qui est nécessaire au jeune mammifère.

Au contraire de nos jours, le blé est non seulement beaucoup plus soigneusement écrasé mais encore beaucoup plus complètement bluté ; tant et si bien qu'en fin de compte la farine qui arrive chez le boulanger ne contient plus guère que de l'amidon et un peu de gluten.

Cette farine sert à faire un pain très appétissant et d'une digestibilité très grande, mais elle est beaucoup moins nourrissante parce que le grain de blé a été dépouillé de beaucoup de matières azotées, du son qui a une certaine importance au point de vue des fonctions intestinales et de la plupart des sels, par exemple des composés phosphorés qui se trouvent dans les portions du grain que le blutage a laissés de côté.

Vous comprenez aisément combien le pain bis doit être recommandé particulièrement aux ouvriers ou dans les ménages modestes qui ne peuvent pas retrouver dans des aliments plus chers les éléments azotés et minéraux que contient le grain de blé ; mais, par pain bis il faut comprendre bien entendu le pain bis de bonne qualité, honnêtement préparé avec du blé simplement moulu et non celui que fournissent trop de boulangers des villes, quand on leur en demande, et qu'ils préparent aisément en ajoutant à la farine blanche la poussière du fond des sacs ou du son mal moulu.

Bis ou blanc le pain doit toujours être choisi bien cuit, mangé rassis plutôt que tendre, mâché soigneusement et même utilisé grillé par les tachyphages.

Signes extérieurs d'une bonne alimentation. — Je vous crois maintenant, Mesdames, suffisamment documentées par ce que je viens de vous dire et ce que vous savez déjà par ailleurs pour donner autour de vous et chez vous une bonne direction à l'hygiène alimentaire; mais, me direz-vous, n'y a-t-il pas de moyens pratiques de s'assurer que l'on a bien appliqué les règles et bien organisé son ménage à ce point de vue?

Sans aucun doute ces moyens existent et sont très simples.

La mine des membres de votre famille est-elle florissante? L'aptitude au travail physique et intellectuel normale? Alors pas d'inquiétudes, vous êtes dans la bonne voie.

Voulez-vous vous en assurer de plus près, surveillez l'état de la peau. Est-elle lisse, souple, les ongles, les poils sont-ils dans un état tout à fait normal, vous êtes en droit de supposer que la nutrition des tissus internes est satisfaisante comme celle de celui que vous avez sous les yeux, le tissu cutané et ses annexes, ongles et cheveux.

Toutefois, il y a une cause d'erreur que vous ne pouvez apprécier dans ce fait, que la peau peut être le siège de désordres particuliers à elle propre et indépendants de l'état général.

Aussi je ne saurais trop vous conseiller d'avoir recours à un moyen qui ne vous trompera pas, qui est à la portée de tous et dont l'emploi des plus simples est beaucoup trop négligé. C'est la pesée régulière. Le nombre d'adultes qui ne surveillent pas leur poids ou même qui l'ignorent complètement est incroyable. Pourtant, la balance n'est pas une invention d'hier. Quantité de mères qui pèsent leurs enfants tous les jours quand ils sont bébés, ne pensent plus à les peser même tous les ans quand ils marchent tout seuls.

Pour ma part, je voudrais voir dans tous les ménages, non pas un pèse-bébé, mais une petite bascule ; il en est de très pratiques dites romaines, ce qui supprime les poids indépendants, qui ne tiennent pas de place et peuvent facilement se dissimuler sous un meuble.

Voilà un cadeau utile à faire à un jeune ménage, moins agréable peut-être, au premier abord, qu'un bijou ou une dentelle, mais combien plus utile. Permettez-moi, Mesdames, de compter sur vous pour lancer ce nouveau cadeau de noces.

Si l'hygiène alimentaire de la maison est mal ordonnée nous verrons, au contraire, apparaître les maladies qui soulignent les fautes d'alimentation, soit par excès ou recherche trop grande — diabètes, arthritisme, diathèse urique, coliques hépatiques ou néphrétiques, obésité, appendicite souvent, etc., — soit par défaut ou uniformité trop grande, anémie, scorbut, arrêt de croissance, etc.

De ces deux défauts, le plus grave, contrairement à ce qu'on croit couramment, est, non pas le défaut d'alimentation qui est absolument exceptionnel dans nos pays et contre lequel notre organisme lutte par une admirable réduction de ses dépenses, mais au contraire, l'alimentation trop riche contre laquelle notre organisme se défend moins bien. Qu'il garde une partie de cet excédent sous la forme de réserves glycogéniques ou graisseuses, ou qu'il s'en débarrasse par les émonctoires naturels, intestin et surtout voies urinaires, l'organisme du suralimenté s'encombre ou, ce qui est plus grave encore s'intoxique, au grand dommage du système nerveux, des vaisseaux, du foie, des reins.

Nombre et nature des repas. — Une question de pratique sur laquelle on discute souvent est celle du nombre des repas. Elle est bien simple à résoudre. Pour les sédentaires, employés de bureau, travailleurs intellectuels, trois repas, deux même pour certains sont largement suffisants. Le repas du soir doit être très léger chez ceux qui se couchent tôt comme on le fait généralement dans nos villes travailleuses du Nord.

L'habitude de faire un quatrième repas pour les

enfants dans le courant de l'après-midi est entrée dans les mœurs et paraît être utile.

Pour les travailleurs manuels, cinq repas ne paraissent pas de trop parce que les repas supplémentaires sont une occasion de repos pour les muscles et, en dehors des calories qu'ils apportent au travailleur, sont pour son système nerveux une source importante de stimulation dont il y a intérêt à le faire bénéficier.

On ignore souvent, ou on oublie, que nos aliments n'ont pas seulement une valeur calorifique ou valeur alimentaire proprement dite, mais qu'ils sont en outre très diversement excitants pour le système nerveux, selon leur nature, leur fumet, leur mode de préparation, etc. La viande proprement dite est, par exemple, bien plus excitante que le poisson, le gibier et la viande rouge que la viande blanche, etc. L'excitation nerveuse qui suit le repas ne doit pas être perdue pour le travailleur manuel d'où utilité pour lui des repas supplémentaires.

Quant à la composition du repas elle peut être variée selon les goûts et les occupations de chacun; elle est basée, en particulier, sur la digestibilité des divers aliments et sur la nature du travail qui doit suivre chacun des repas.

Dans les villes du Nord où le travail commence tôt le matin, il y aurait d'une façon générale avantage à reporter sur le petit déjeuner une partie des aliments placés habituellement au repas du soir, par exemple à ajouter au café au lait du matin, un œuf ou 50 grammes de viande. A part cela, il n'y a pas inconvénient à manger de la viande à midi seulement ou à la partager entre les repas du midi et du soir, à la condition que la quantité totale n'en soit pas augmentée.

Préparation des aliments. — Je passe à l'examen de quelques-unes des raisons principales qui doivent vous guider dans le choix des préparations culinaires.

Sans entrer dans les détails de la pratique culinaire à laquelle cette conférence doit servir seulement d'introduction générale, je n'ai pas besoin de vous dire que la préparation culinaire a une très grande importance et ce n'est pas sans vérité qu'on a pu dire que « la cuisine est le premier acte de la digestion », en ce sens qu'elle doit aiguiser l'appétit par l'excitation qu'elle produit sur les organes des sens, augmenter la digestibilité des aliments, les rendre plus assimilables, d'une part en en éliminant les parties indigestes (dégraissage de la viande, épluchage des légumes, etc.), d'autre part en les rendant, par la cuisson, plus attaquables par les sucs digestifs.

Si la cuisine est importante, l'art de la cuisinière est difficile.

La perfection y est rare ; aussi nos pères avaient-ils l'habitude de dire que c'est Dieu qui inventa la cuisine et le diable les cuisinières. Ils visaient évidemment les mauvaises cuisinières parce qu'ils étaient gourmands, mais je me demande, ainsi que beaucoup de médecins, si les cuisinières trop bonnes ne sont pas encore plus dangereuses que les mauvaises.

En tout cas, il y a dans la préparation des aliments un certain nombre de fautes à éviter et de précautions à prendre et leur mise en lumière vous rendra, je pense, des services.

La première de toutes les règles dans la préparation des aliments est de leur garder leurs qualités naturelles et par conséquent d'éviter des préparations culinaires qui sont susceptibles d'altérer ces qualités naturelles.

Il faut éviter les assaisonnements inutiles et violents qui sont une source d'irritation gastrique immédiate et, à la longue, de catarrhe, c'est-à-dire d'inflammation des muqueuses digestives, en particulier de l'estomac. Ajouterai-je que s'habituer aux assaisonnements violents, c'est faire la même faute de goût que de mettre une plume criarde à son chapeau ou un parfum trop violent dans son mouchoir.

Il faut éviter les préparations compliquées et les laïsser aux restaurateurs qui ont intérêt à dissimuler la fraîcheur ou la qualité d'un produit douteux.

La cuisinière doit mettre son amour-propre à bien réussir les rôtis et les préparations alimentaires très simples et non pas à faire des sauces compliquées où le diable lui-même ne se reconnaîtrait pas, comme dit un proverbe allemand.

Il faut, dans la mesure du possible, n'utiliser que des aliments frais, particulièrement en fait de viande ou de poissons ; toutefois les conserves de bonne qualité, particulièrement celles de légumes et de fruits, surtout si elles ont été préparées à la maison avec des produits frais et sûrs, peuvent entrer de temps en temps dans l'alimentation courante.

Ce n'est qu'à titre tout à fait exceptionnel qu'il faut user des aliments, même végétaux, venus de loin ; la finesse et les qualités nutritives des primeurs n'égalent jamais celles de l'aliment produit dans les conditions normales de saison et de milieu. Il faut les réserver à titre d'excitants pour les convalescents. Ils peuvent alors rendre de vrais services.

Le rôtissage et le grillage sont les deux meilleures façons de cuire les viandes parce que ce sont celles qui les altèrent le moins. Les viandes bouillies gardent toutefois une bonne part de leurs qualités nutritives, contrairement à l'opinion courante, mais les parties solubles de la viande passent dans le bouillon, ce qui est une manière de débarrasser la viande, destinée à certains malades, d'une part de sa nocivité pour eux.

Les viandes bouillies, particulièrement le bœuf, sont assez difficiles à digérer. Les viandes braisées doivent être réservées de préférence aux personnes âgées ou incapables de mâcher suffisamment.

Les ragoûts peuvent être utilisés avec avantage par les personnes de tout âge douées d'un bon estomac. Toutefois, il est bon de les dégraisser lorsqu'ils sont destinés à des individus sédentaires, alors que la grande quantité de graisse qu'on peut y incorporer en fait, au contraire, une préparation de choix pour les travailleurs manuels ou les ouvriers des champs, pour qui toutes les graisses sont des aliments de force de premier ordre.

Les fritures de viande ou de poisson diminuent la digestibilité des aliments ainsi entourés d'une couche de graisse qui les protège contre l'attaque du suc gastrique : il faut les réserver aux bons estomacs.

La préparation des légumes appelle quelques observations : je vous ai dit que l'utilité des légumes au point de vue alimentaire tient en grande partie aux substances salines qu'ils contiennent, c'est surtout le cas pour les légumes herbacés.

Or, l'habitude que l'on a, dans beaucoup de maisons, de faire blanchir les légumes, c'est-à-dire de les faire cuire dans une première eau qui est ensuite jetée, a pour résultat d'éliminer avec l'eau de cuisson la plupart des sels qu'ils contiennent. Il faut donc, en règle générale, cuire les légumes à l'étouffée, de façon à les servir avec tout leur jus. Le blanchiment ne doit être conservé que dans les cas où l'on désire, pour une raison médicale, débarrasser certains légumes d'une partie de leurs principes, soit qu'il s'agisse d'huiles essentielles comme pour les choux, soit qu'il s'agisse d'une substance saline comme pour l'oseille. Les pommes de terre, les légumes secs (pois, haricots, lentilles, fèves), les châtaignes, les diverses espèces de graines de céréales (riz, orge, avoine, froment, maïs), et les pâtes alimentaires qui en dérivent doivent toujours, ainsi que je vous l'ai déjà dit, entrer pour une part importante dans la composition des menus, soit pour accompagner les viandes en guise de légumes, soit sous forme de bouillies ou d'entremets sucrés.

Les fruits doivent faire aussi une part importante de l'alimentation ; outre qu'ils introduisent également dans l'économie de l'eau et des sucres, ils apportent des sels qui alcalinisent le sang et les humeurs et ils remplacent avantageusement l'eau de Vichy et les alcalins pour les arthritiques.

Entre les repas, par exemple le matin, à jeun, ou pris seuls en guise de goûter, les fruits crus sont digérés à peu près par tout le monde. A la fin des repas, ils sont mal tolérés par certains estomacs, surtout par les hyperchlorhydriques. Il suffit souvent de faire manger les fruits au début des repas pour les voir tolérés.

La digestibilité des fruits est beaucoup augmentée par la cuisson ; les confitures doivent être considérées plutôt comme un aliment de suralimentation et un moyen d'absorber du sucre. Les fruits secs ont souvent une valeur alimentaire très grande ; les conserves de fruits bien faites peuvent être utilisées avec avantage pour varier l'assaisonnement des divers entremets sucrés aux farines de céréales.

Répartition des aliments dans les repas. — Quelques mots sur la répartition des aliments dans les repas vous seront un guide utile.

Et d'abord, à quoi sert le potage, a-t-il sa raison d'être ? Bien certainement, les potages sont d'abord des peptogènes, c'est-à-dire des aliments qui, à cause de leurs propriétés sapides et de leur composition, excitent la sécrétion du suc gastrique et l'appétit et facilitent ainsi la digestion des aliments ingérés ensuite. Leur présence, au début du repas principal, est donc parfaitement logique; ceci est aussi vrai des potages à la viande que des potages aux légumes. Les potages ont, en outre, une grande valeur minéralisatrice de sorte que, sauf chez les dyspeptiques qui ne les digèrent pas, leur usage est favorable.

Chez les ouvriers il y a intérêt à profiter des deux qualités précédentes pour incorporer aux potages des substances alimentaires et les rendre très nourrissants ; dans ce but, il faut avoir recours aux diverses variétés de farines ou de pâtes alimentaires plutôt qu'aux pommes de terre qui sont à peu près exclusivement employées par les ménagères du Nord et qui ont une valeur nutritive beaucoup moindre.

Les hors-d'œuvre ont, comme les potages, une valeur excitante et peptogène qu'ils tirent tantôt de l'aliment lui-même, tantôt de son mode de préparation : viandes ou poissons fumés, salés, assaisonnés à l'huile, au vinaigre, au citron, à la mayonnaise, crudités excitantes (radis, cornichons, concombres, raiforts, etc.). Ils doivent, par conséquent, être utilisés chez les sujets dont l'appétit a besoin d'être surexcité, comme les convalescents, les sédentaires; chez les arthritiques on les prendra de préférence végétaux; enfin, on se rappellera qu'ils sont des instruments de suralimentation pour y avoir recours dans le cas où ils sont utiles et les laisser de côté dans le cas où ils sont nuisibles, par exemple chez les gros mangeurs.

Un seul plat de viande à chaque repas vaut mieux que deux; les recherches des physiologistes ont montré que notre estomac et, d'une façon générale, nos sucs digestifs, s'adaptent à la nourriture qui leur est offerte. Quand on leur donne un travail simple avec un aliment unique, on les fatigue moins que lorsqu'on leur donne un repas complexe. Par contre, quand vous voudrez exciter l'appétit et les sécrétions comme chez les convalescents et les faibles, vous aurez intérêt à donner deux plats.

Deux plats de légumes, si c'est possible, vaudront mieux qu'un seul par la raison que, si notre alimentation azotée est facile à assurer avec toutes les viandes, il y a intérêt à faciliter notre alimentation minérale par une grande variété de légumes qui nous apporteront en même temps les hydrates de carbone et, en outre, assureront à notre intestin un fonctionnement facile et régulier.

Les fromages peuvent, au point de vue de leur nature chimique, être considérés comme de la viande plus ou moins grasse selon la nature du fromage. Il faut donc prendre du fromage quand l'alimentation carnée est insuffisamment assurée, mais s'en abstenir dans le cas contraire.

Au point de vue des desserts ou des fruits, il me semble inutile d'ajouter quelque chose à ce que j'ai dit antérieurement.

Vous savez que, chez nous, les repas principaux, particulièrement celui de midi, sont habituellement terminés par l'ingestion d'une tasse de café ou de thé.

Les avantages et les inconvénients de cette

habitude sont les suivants et leur connaissance vous mettra à même de juger des cas où vous devrez les conseiller ou les déconseiller autour de vous. Le café et le thé sont des excitants du système nerveux central et, à ce titre, des antidotes des boissons alcooliques qui sont des stupéfiants. Leur emploi à ce titre est recommandable dans les repas où on a fait usage de boissons distillées ou fermentées, soit qu'on n'en ait pas l'habitude soit qu'on en ait pris plus qu'à l'ordinaire. En outre, le café et le thé sont stomachiques, c'est-à-dire excitants de la sécrétion gastrique, à cet égard recommandables aux estomacs paresseux. Toutefois, pour les nerveux, le café et le thé peuvent être remplacés soit par des grains grillés vendus dans le commerce sous le nom de malts et qui rappellent de loin le goût du café, soit par d'autres infusions stomachiques non excitantes telles que la sauge, le tilleul, la camomille.

Un dernier mot sur l'utilité de la marche ou du repos après les repas. Ici encore les indications sont variables.

Si un travail physique ou intellectuel d'une intensité inaccoutumée doit être déconseillé après le repas, une promenade lente est utile aux estomacs paresseux et le repos aux nerveux surexcitables dont la digestion se met plus facilement en train dans le calme.

L'habitude de fumer après les repas ne paraît

en aucun cas recommandable, quoi qu'en pensent les fumeurs ; mais, quand elle est l'occasion d'une flânerie reposante et d'une conversation agréable, elle a des effets sédatifs indirects sur le système nerveux qui peuvent faire oublier ses effets fâcheux sur l'estomac.

J'en ai terminé, Mesdames, avec les principales idées que je désirais vous donner comme guide dans la lecture des livres d'économie domestique et de cuisine que vous avez entre les mains et comme règle de conduite dans l'organisation générale de l'hygiène alimentaire ; variété aussi grande que possible dans le choix des aliments, préparations culinaires très simples, modération dans l'emploi de la viande et usage plus large des céréales, des légumes et des fruits, telles sont les idées qui vous serviront de guide dans l'emploi raisonné des diverses espèces d'aliments et de préparations culinaires.

Ce qui est indispensable, c'est la sobriété ; dans la vie courante, on ne saurait trop s'y tenir ; mais Hippocrate lui-même, le Père de la Médecine, conseillait de s'en écarter une fois par mois. Lahmann, l'un des créateurs des maisons modernes de régime, permettait à ses clients de s'en écarter deux fois par mois.

Sobriété n'est donc pas synonyme de réclusion et d'interdiction de dîner en ville, mais, même lorsque vous le ferez, vous saurez vous conduire en personnes chez qui la modération est devenue une vertu habituelle ; vous n'y abuserez ni de la viande, ni du vin, vous souvenant qu'un maître connaisseur, Brillat-Savarin, a dit : « Après le troisième verre, le meilleur vin n'éveille plus qu'une sensation obtuse ».

J'ai voulu aussi combattre devant vous un certain nombre de préjugés, convaincu qu'il y aurait un très grand intérêt à ce que les maîtresses de nos écoles s'inspirassent des notions d'hygiène développées plus haut pour les répandre dans leur enseignement ménager et aussi pour les mettre en pratique dans les cantines scolaires. A mon sens, les cantines scolaires ne doivent pas être seulement une œuvre d'assistance sociale et d'aide aux mères, elles devraient être aussi des laboratoires de démonstration d'hygiène alimentaire où se ferait l'éducation des femmes du peuple.

En laissant de côté la tuberculose et le cancer, les deux grands fléaux qui déciment la race française à l'heure actuelle sont l'alcoolisme dans le peuple et l'arthritisme dans la classe moyenne.

Si les femmes du peuple étaient moins ignorantes en fait d'hygiène culinaire et ménagère, leurs maris reprendraient plus volontiers le chemin de la maison et on aurait ainsi fait un pas considérable dans la lutte contre l'alcoolisme.

Si les femmes plus instruites sacrifiaient moins aux préjugés courants et donnaient à leurs familles moins de viande et d'aliments dits « fortifiants », l'arthritisme et, d'une façon générale, toutes les maladies de la nutrition subiraient une régression considérable dans la bourgeoisie.

Les questions dont je vous ai entretenues ont donc une importance considérable pour la famille et pour le pays. Aussi comprend-on les paroles de Frédéric Passy que je vous demande la permission de citer en terminant.

« L'économie domestique est le fondement de l'économie politique: Même au point de vue du beau langage, de l'art, de la science et de tout le développement intellectuel et moral de la nation, celui qui aura réussi à déraciner de nos esprits et de nos habitudes toutes les erreurs de régime auxquelles nous nous abandonnons encore, celui qui aura enseigné aux institutrices, aux mères, aux jeunes filles, l'art de manger ou de faire manger, celui-là, je le répète, aura fait à l'humanité autant de bien que les Napoléon et les Bismark lui ont fait de mal[1]. »

[1] *La Science de la Cuisine.* Journal des Économistes, 15 octobre 1905 (F. Alcan).

XI

L'EAU ET LE SAVON

PAR LE Dr OUI
Professeur d'accouchements et d'hygiène
de la première enfance à la Faculté de médecine de Lille.

MESDAMES, MESDEMOISELLES,

Le but de cette causerie n'est pas de vous parler longuement de l'eau et du savon considérés en eux-mêmes, mais de vous entretenir de la propreté corporelle et si les deux mots eau et savon sont unis dans le titre de ma conférence, c'est que j'ai voulu, tout d'abord, fixer votre attention sur ce fait que l'eau est insuffisante à entretenir la propreté et que son association au savon est indispensable dans ce que j'appellerai, très médicalement, l'usage externe.

La disposition anatomique de la peau, son fonctionnement font, des soins de propreté, une nécessité hygiénique, comme je vous le montrerai tout à l'heure.

Très mince en certaines régions, les paupières,

par exemple, très épaisse en d'autres, comme la paume de la main ou la plante du pied, la peau présente une surface irrégulière, hérissée de saillies, creusée de sillons et d'orifices.

Il y a des saillies permanentes, formées par les papilles du derme et dont certaines présentent une disposition spéciale, telles les saillies circulaires concentriques de la pulpe des doigts. Il existe, aussi, des saillies temporaires, celles qui sont dues à la projection des follicules pileux sous l'influence du froid et de l'émotion, produisant ce qu'on appelle la chair de poule.

Les sillons sont constitués par des dépressions étroites et peu profondes, sillons interpapillaires; par des replis relativement étendus, au niveau des plis articulaires ; enfin par les rides qui apparaissent dans l'âge mûr et la vieillesse.

Les orifices qui s'ouvrent à la surface de la peau sont extrêmement nombreux. Ce sont les orifices des follicules pileux dans lesquels sont implantés les poils et les orifices des glandes sébacées et sudoripares, dont je vous parlerai dans un moment.

Telle se présente la surface extérieure de la peau. Si on coupe la peau perpendiculairement à sa surface et si on examine cette coupe au microscope, on constate qu'elle est composée de deux couches : 1° une couche profonde, le *derme ;* 2° une couche superficielle, l'*épiderme*.

Par sa face profonde, le derme répond au tissu cellulaire sous-cutané.

Sa face superficielle est hérissée de petites saillies, papilles du derme, qui renferment des vaisseaux et des terminaisons nerveuses (corpuscules du tact).

L'épiderme est formé par une couche épaisse de cellules épithéliales, formant des stratifications superposées. C'est le revêtement protecteur du derme. Sa couche la plus externe est formée de cellules en lamelles régulièrement étagées. On l'appelle couche cornée ou couche desquamante, parce que les cellules qui la constituent se détachent constamment.

A la surface de cette couche cornée viennent s'ouvrir les orifices des glandes sudoripares et sébacées. Le canal sudorifère est légèrement infléchi en spirale quand l'épiderme est mince, il décrit une série de spires lorsque la couche épidermique est épaisse. Le canal excréteur des glandes sébacées s'ouvre, soit directement au dehors, soit dans un follicule pileux.

Par ces canaux s'effectue au dehors le déversement de la sueur et de la matière sébacée.

La surface cutanée de l'adulte fournit, en moyenne, un litre de sueur dans les vingt-quatre heures. Je dis « en moyenne » parce que, sous l'influence de la chaleur, de l'absorption des boissons, de maladies ou même de simples émotions, cette quantité peut considérablement augmenter. La sueur, acide au moment de l'excrétion, prend ensuite une réaction alcaline par suite de la fermentation ammoniacale des substances organiques, fermentation qui explique l'odeur spéciale dégagée par les gens peu soignés, après une sudation abondante. Si, un jour, vous avez croisé un régiment revenant de la manœuvre, vous êtes fixées sur les charmes de cette odeur. L'évaporation, généralement rapide, de la partie aqueuse de la sueur, laisse à la surface de la peau des débris épithéliaux, des sels, des matières organiques.

A ces résidus abandonnés par la sueur, vient s'ajouter la matière sébacée qui s'accumule sur la peau. C'est une graisse molle, à réaction acide qui se mélange aux poussières extérieures et les fixe sur la peau, avec les nombreux micro-organismes qu'elles contiennent.

C'est ainsi que d'innombrables agents microscopiques habitent la peau des personnes peu soucieuses des soins de propreté. Un médecin militaire, le Dr Remlinger a fait, à ce sujet, des expériences fort démonstratives. Il a donné des bains à 50 convalescents de maladies autres que les maladies cutanées et a pu, ensuite, évaluer le nombre des microbes de la peau, par les résidus laissés dans les baignoires.

Le chiffre de microbes le moins élevé a été de 85 millions, le chiffre le plus fort, de 1.212 millions, le chiffre moyen, de 550 millions. Ce qui représente, en moyenne, 40.000 microbes par centimètre carré de peau saine.

Encore faut-il compter que certaines régions, plus riches en glandes, sont aussi plus riches en microbes, tels le pli de l'aine, le creux de l'aisselle, etc.

Les microbes sont accumulés surtout dans la couche cornée de l'épiderme.

Ils sont, aussi, très abondants dans les conduits excréteurs des glandes et dans les follicules pileux. Quelques-uns sont réellement dangereux ; le staphylocoque, agent habituel des furoncles et des anthrax et qui, pénétrant dans la circulation, peut causer, surtout chez l'enfant, de graves suppurations osseuses (ostéomyélite) ; le streptocoque, qui produit l'érysipèle ; le coli-bacille, etc.

C'est donc une nécessité hygiénique que de procéder à des nettoyages fréquents de la peau.

Or, pour ces nettoyages, l'eau ne suffit pas parce qu'elle laisse la peau encombrée de débris épidermiques et de matières grasses.

En effet, elle ne dissout pas les matières grasses, l'enduit sébacé, qui recouvre la peau d'un enduit protecteur, l'isole et empêche que l'eau mouille toute la surface cutanée. Trempez vos mains dans l'eau et vous constaterez facilement, en les examinant ensuite, que l'eau a glissé sur la peau, par places, sans la mouiller.

Pour nettoyer la peau, il faut donc, d'abord, dissoudre les graisses qui la recouvrent ; mais les meilleurs dissolvants des graisses, l'alcool et l'éther, ne peuvent être employés que dans des cas exceptionnels, lorsque, par exemple, on veut rendre la peau aseptique avant une opération chirurgicale.

On s'adresse donc au savon.

Qu'est-ce que le savon ? C'est un mélange de sels alcalins dont la base est la soude ou la potasse combinée avec les acides gras des huiles.

Comment agit-il ?

De deux façons. Il a une action antiseptique et une action mécanique et chimique.

Son action antiseptique a été bien démontrée par de nombreuses expériences.

C'est ainsi qu'une solution de savon, de potasse à 1/5000 retarde la croissance de la bactéridie charbonneuse et qu'une solution à 1/1000 entrave complètement son développement. Une solution de savon à 1/200 tue les germes cholériques en cinq minutes. Lors de l'épidémie de choléra de Toulon, seules furent atteintes, parmi les personnes qui soignaient les malades, celles qui négligèrent de se savonner les mains avant de manger. Cette démonstration pratique a une valeur évidente. L'action antiseptique du savon n'est point d'ailleurs aussi efficace contre d'autres germes, en particulier contre ceux de la fièvre typhoïde et contre les microbes du pus.

L'action chimique du savon s'exerce en émulsionnant les graisses, c'est-à-dire en les réduisant en très fines gouttelettes qui sont, ensuite, entraînées.

Cette émulsion se produit quand le savon mousse, ce qui nécessite des frictions d'où une action mécanique qui entraîne les cellules épidermiques en desquamation. On peut donc dire que le lavage dans l'eau savonneuse a pour résultat d'enlever la couche la plus superficielle de l'épiderme et, avec elle, les poussières et les microbes qui y sont accumulés.

Deux points sont très importants pour l'efficacité des lavages; la température de l'eau et la durée du savonnage. Plus l'eau est chaude, mieux on se lave, plus le savonnage est long, plus la peau est propre. C'est pour cela que, avant d'opérer, les chirurgiens se savonnent dans l'eau chaude pendant dix minutes au moins. C'est là, évidemment, un temps trop prolongé pour les pratiques de propreté courante. Je ne vous l'indique que pour montrer que les lavages, pour être efficace, ne doivent pas être trop hâtifs.

Les soins de propreté doivent donc avoir pour base l'emploi simultané de l'eau et du savon.

Mais comment ces soins doivent-ils être pris?

Ils doivent être fréquemment renouvelés, car les causes de souillures sont incessantes. Des hygiénistes sévères mais un peu excessifs, peut-être, si on considère les possibilités pratiques, réclament un bain tous les matins et un lavage complet du corps tous les soirs. Je reconnais qu'ils ont raison, mais je dois reconnaître, aussi, que leur prescription est inexécutable dans la plupart des cas.

Un nettoyage quotidien de toute la surface du corps est pratiquement suffisant et peut être exécuté dans la plupart des cas.

Pour les petits enfants, il faudra un bain tous les matins. C'est la meilleure façon de faire leur toilette. Ce bain sera d'eau bouillie, ramenée à la température de 36 à 37°. Il ne sera pas prolongé au delà de quatre à cinq minutes. A la sortie du bain, l'enfant sera enveloppé de linges souples et chauds avec lesquels on asséchera sa peau, surtout au niveau des plis, mais sans frictions qui lui seraient pénibles et douloureuses. Après quoi, tout le corps sera poudré avec soin, en employant la poudre de lycopode ou de talc, de préférence à la poudre d'amidon.

Jusque vers l'âge de deux ans, la pratique du bain quotidien est simple et facile. A partir de cet âge, les choses deviennent un peu plus compliquées. L'enfant ayant grandi, il faut une baignoire plus grande, par conséquent, une quantité d'eau plus considérable qui nécessite un chauffage prolongé et dispendieux, ce qui n'est pas négligeable dans certains milieux.

Avec le « tub », ni encombrement, ni dépense, car quelques litres d'eau chaude suffisent.

L'enfant est placé debout dans un bassin métallique à côté duquel est posée une cuvette d'eau chaude dans laquelle nage une grosse éponge. L'éponge imbibée d'eau est rapidement exprimée sur le corps qui, après cette première aspersion, est savonné du haut en bas. Deuxième aspersion pour enlever le savon et voilà l'enfant nettoyé. Le bassin métallique classique n'est pas indispensable et peut être économiquement remplacé, dans les milieux pauvres, par une petite cuve de bois. Le tub est donc la méthode la plus simple, la plus rapide, la meilleure et la moins coûteuse.

Outre ce lavage général quotidien, des soins locaux de propreté doivent être pris, soit tous les jours, soit plusieurs fois par jour, soit à intervalles plus ou moins éloignés.

Parmi les parties du corps les plus exposées aux souillures, il faut mettre au premier rang les mains. Songez à toutes les choses malpropres ou suspectes que nous touchons dans une journée et il sera superflu que j'insiste sur la nécessité des lavages fréquents.

Les doigts souillés peuvent facilement contaminer les yeux auxquels nous les portons si souvent. Ils peuvent, par le contact avec nos aliments, infecter notre tube digestif et nous donner les maladies qui ont leur porte d'entrée dans ce tube digestif. Chez les enfants qui ont la mauvaise habitude de sucer leurs doigts, les mains souillées de terre amènent à la bouche les œufs de certains vers intestinaux, vers qui ne sont pas seulement d'incommodes parasites, mais qui peuvent être considérés comme favorisant le développement de certaines maladies graves comme la fièvre typhoïde et l'appendicite.

Il faut donc se laver les mains fréquemment, les faire laver surtout très souvent aux enfants qui sont moins difficiles que nous sur les contacts qu'ils ont avec le monde extérieur. Les soins de propreté des mains doivent être pris tout spécialement avant les repas. Les mains devront être alors soigneusement savonnées, brossées et rincées et on n'oubliera pas de curer soigneusement, avec la lime à ongles, les espaces sous-unguéaux.

On devra, également, laver avant les repas et plus souvent, s'il est nécessaire, le visage des enfants trop fréquemment souillé par leurs doigts. Mais s'il faut employer l'eau sans compter, pour ces lavages, il vaut mieux user avec modération du savon que certaines peaux sensibles supportent mal.

Ai-je besoin d'insister sur les soins particuliers qu'exige la propreté des pieds. L'existence de replis cutanés profonds nécessite une toilette attentive et non pas superficielle sur laquelle je crois inutile d'insister.

Les soins de la tête et du cuir chevelu sont de ceux qu'on néglige trop souvent et qui sont fréquemment mal compris. Le cuir chevelu desquame comme les autres parties de la peau. Il contient en outre des glandes sébacées très nombreuses dont la sécrétion grasse agglomère et fixe les débris épidermiques. Cette « crasse » ainsi formée est très visible chez les bébés dont les cheveux sont rares et parsemés et, pour être moins apparente, elle n'en existe pas moins chez les enfants plus chevelus.

Chez les tout petits, le lavage à l'eau tiède et au savon, suivi d'un rinçage à l'eau tiède et d'un asséchement soigneusement fait doit être quotidien. Laissez-moi vous signaler qu'il ne faut jamais, pour ce nettoyage, employer le savon noir, très usité dans notre région et qui a l'inconvénient de produire souvent de l'eczéma du cuir chevelu.

Chez les enfants déjà munis d'une chevelure plus longue et plus épaisse, il faut se méfier de l'usage des corps gras : pommades, cosmétiques, qui fixent les poussières et les débris épidermiques et sont, ainsi, des agents de malpropreté. Des lavages savonneux devront être faits fréquemment, lavages suivis de frictions avec de l'alcool additionné de quelques gouttes d'huile.

Il est enfin une partie du corps au nettoyage de laquelle on n'emploie guère le savon : c'est la bouche, asile de nombreux microbes pathogènes.

On se sert habituellement, pour les soins de la bouche, de poudres ou de pâtes. Les unes et les autres peuvent être nocives en usant l'émail des dents et en ouvrant ainsi la porte aux infections et à la carie. Mieux vaut se brosser les dents avec un peu de poudre de savon à laquelle les délicats pourront substituer un savon dentifrice parfumé.

Les soins de propreté générale sont assez faciles à assurer dans une famille. Il n'en est plus de même dans les collectivités et en particulier dans les écoles.

La pratique régulière et fréquente des bains en baignoire demande un temps tel et de telles dépenses que là où ces bains existent seuls, règne presque inévitablement la malpropreté. Il est bien rare qu'un élève prenne plus d'un bain par mois et encore! L'odeur des classes, des études et des dortoirs suffit pour apprécier les résultats de ce régime.

Il faut donc un procédé plus simple, plus expéditif et moins coûteux. Ce procédé, c'est le *bain-douche.*

Cazalet l'a ainsi défini : « Le bain-douche n'est ni un bain ni une douche. Le mot de bain rappelle la baignoire ; le mot de douche fait songer au jet violent d'une lance ; le bain-douche, c'est de l'eau tombant d'une pomme d'arrosoir en pluie bienfaisante, extrêmement diluée, qui peut s'arrêter à volonté. On tire une chaîne, il tombe de l'eau chaude : on arrête, on se savonne, et on recommencera à tirer la même chaîne, et voilà le bain-douche. »

Cazalet a été, en France, le grand propagateur des bains-douches ; mais l'inventeur, le créateur du procédé est un médecin de Rouen, le Dr Merry Delabost qui, en 1872, installa les premiers bains-douches à la prison de Rouen.

La première application au milieu scolaire date de 1894. Elle fut faite par la Société Bordelaise des bains-douches à bon marché dans l'établissement de laquelle sont régulièrement conduits les élèves des écoles communales.

De l'influence des bains-douches sur le moral et sur le physique, il y a beaucoup à dire ; quelques citations vous éclaireront à ce sujet mieux que je ne saurais le faire.

« Rien n'est insignifiant ni négligeable, disait M. le recteur Couat, quand il s'agit de former la moralité de l'enfance. Cette moralité se constitue lentement ; elle est faite de mille habitudes contractées jour par jour, heure par heure, au contact de la vie et des hommes... Façonner l'enfant dès le jeune âge à la propreté, c'est lui donner un de ces plis heureux qui rendent plus facile l'exercice de l'honnêteté. Il y a une connexité étroite entre la moralité et la beauté ; il y a des natures auxquelles le vice répugne parce qu'il est laid ; un homme bien né ne commet pas certaines actions parce qu'elles ne sont pas propres. Ce mot de la langue courante exprime en réalité une idée profonde. La propreté physique n'est point, tant s'en faut, la garantie de la propreté morale ; elle y prépare pourtant et elle en est souvent l'image. »

Au point de vue hygiénique, le professeur Layet (de Bordeaux) insiste sur le rôle préservateur des bains-douches contre les maladies infectieuses : « Dans une école où les enfants sont soumis à la pratique des bains-douches de propreté, les chances d'incubation, de transmission et de dissémination d'une maladie contagieuse sont considérablement réduites, et, pour ma part, je puis citer des exemples d'écoliers maintenus indemnes par les douches de propreté, alors qu'à côté d'eux, dans les mêmes conditions de séjour ou de réceptivité, leurs petits camarades avaient contracté la maladie ou avaient servi d'intermédiaires pour la transporter au dehors. »

M. Hanriot, directeur de l'école normale d'instituteurs de Rouen a constaté, également, la diminution de plus en plus marquée des affections contagieuses chez ses élèves, depuis la mise en pratique des bains-douches dans l'école.

Enfin, dans une école maternelle de Rouen, l'institution des bains-douches a eu, comme partout, le résultat d'améliorer l'état physique des enfants et de faire disparaître, des salles, cette odeur fâcheuse que vous connaissez bien ; mais elle a eu, aussi, un effet indirect. La directrice et son adjointe ont constaté que les enfants arrivaient à l'école avec du linge de corps plus propre. Sachant que les enfants allaient être déshabillés pour le bain-douche, les mères ne voulaient pas qu'on les vît avec des chemises sales.

Tous les avantages que je viens de vous dire ne constituent pas la seule supériorité du bain-douche sur le bain en baignoire.

Le bain en baignoire agit surtout par la durée de l'immersion dans l'eau chaude qui ramollit et détrempe les enduits qui recouvrent la peau, ceux-ci étant enlevés ensuite par le savonnage et les frictions. Mais l'action du savon s'exerce faiblement parce qu'il est rapidement dissous et que son contact avec la peau n'est pas assez prolongé. De plus, dans la dernière partie du bain, le corps est plongé dans une eau souillée.

Dans le bain-douche, la pluie d'eau chaude est intermittente. Dans l'intervalle, le savon a le temps voulu pour émulsionner les matières grasses et les détacher de la peau. La douche suivante entraîne le tout et, jusqu'à la fin de l'opération, l'eau coule toujours pure sur le corps du baigneur.

Le bain-douche est donc plus expéditif, plus propre et, j'ajouterai, plus économique, car il coûte, en moyenne, de 10 à 15 centimes.

C'est l'installation idéale.

D'ailleurs, des efforts réels sont faits en ce moment pour installer les bains-douches dans les collèges et lycées de filles et de garçons et dans les écoles normales. L'Académie de Lille n'est pas restée en arrière et je pourrais citer tel lycée de jeunes filles où toutes les élèves internes prennent — avec quelle satisfaction — leur douche quotidienne.

Mais si on a beaucoup fait pour l'enseignement secondaire, il ne faut pas oublier que les enfants de nos écoles primaires sont encore bien mal partagés. Et cependant, ils sont à la fois les plus nombreux et ceux, aussi, pour lesquels les soins de propreté rapides sont le plus nécessaires.

A Bordeaux, de 1894 à 1904, l'œuvre des bains-douches a donné aux élèves des écoles primaires plus de 200.000 bains-douches ; mais l'administration de ces douches en dehors des écoles entraîne des complications et des pertes de temps qui en gêneront certainement l'extension.

Ce qu'il faut poursuivre, c'est l'installation dans chaque école primaire de cabines de bains-douches, c'est la réalisation du désir et de l'espoir que Jules Simon exprimait en 1895 : « Saluons par avance l'ère prochaine où toutes les écoles en France seront, comme les bains publics de l'antiquité, divisées en deux compartiments, l'un pour l'étude de la grammaire, et l'autre pour les bains-douches d'eau chaude. »

XII

LE CHEVEU ET L'HYGIÈNE DE LA CHEVELURE

Par le Dr CHARMEIL
Professeur à la Faculté de médecine de Lille.

L'apparence généralement glabre du revêtement cutané chez l'homme, contrastant avec la localisation si accusée du système pileux au niveau du cuir chevelu, a été depuis longtemps considérée par les zoologistes et les anthropologistes comme une des caractéristiques de l'espèce humaine, en opposition avec le pelage des mammifères terrestres. « L'homme se différencie des animaux par son attitude droite, par la nudité de son corps et aussi par le revêtement pileux de sa tête... » (Linné.)

La signification de cette localisation à la fois si étroite et si riche du système pileux, qui constitue la chevelure, a donné lieu à des discussions que je ne désire pas vous exposer. Qu'il me suffise de préciser le double rôle de la chevelure : 1° comme ornement ; 2° comme organe de protection.

Comme ornement, le rôle de premier rang que joue la chevelure chez la femme, plus particulièrement dans nos contrées, a fini par laisser dans les esprits cette idée qu'une belle chevelure est avant tout un apanage du sexe féminin. Mais ce n'est là qu'une conception qui résulte de la mode et du port des cheveux ; et, de fait, dans certains pays, c'est l'homme qui porte les cheveux le plus long : qu'il suffise de noter la queue des Chinois, et la chevelure des anciens Peaux-Rouges dont les chefs portaient des cheveux qui pouvaient presque balayer le sol.

Comme organe de protection, une épaisse chevelure protège très efficacement le crâne contre les traumatismes ; elle joue aussi le rôle d'un écran très utile contre les radiations calorifiques et chimiques du soleil ; et nous voyons les Arabes qui, par mesure d'hygiène contre les parasites, portent leurs cheveux extrêmement courts remplacer, en quelque mesure, leur chevelure par le port d'un turban qui les garantit contre les radiations solaires. Le système pileux, plus particulièrement chez la femme et chez l'enfant, n'est plus représenté sur les autres parties du corps que par un duvet très fin, à peine visible, mais à peu près généralisé : seules en effet, les paumes des mains et la face palmaire des doigts, la face plantaire des orteils et la plante des pieds n'en montrent pas trace. Ce duvet est du reste fort inégalement réparti sur la surface du corps : à la face interne des bras, par exemple, il n'existerait que 13 poils folets par pouce carré (pour la même surface le sinciput porte 293 cheveux). Chez certaines races et chez certains hommes adultes, ce n'est plus d'un simple duvet qu'il s'agit, mais d'un véritabe pelage et les Aïnos du Japon nous présentent encore aujourd'hui un type velu d'humanité. Dans nos pays on a pu promener, à titre de curiosité, des individualités chez lesquelles ce développement excessif du système pileux (ce que l'on nomme aussi hypertrichose) était remarquable. Qu'il me suffise de vous rappeler les femmes à barbe de nos foires et les « hommes-chiens » dont le plus célèbre, un nommé Jeftichew était aussi velu qu'un chien épagneul.

Les cheveux possèdent un certain nombre de propriétés que nous allons passer rapidement en revue : ils sont flexibles et élastiques; ils peuvent, par traction, s'allonger de près d'un cinquième, avant de se rompre ; ils sont extrêmement solides, résistant vigoureusement à l'arrachement, au point que dans un bon nombre de traumatismes industriels, on voit la chevelure saisie par un engrenage ne pas céder et arracher le cuir chevelu : il se réalise de la sorte un véritable scalpe. Dans l'air humide, le poil dégraissé s'allonge d'un quarante-sixième de sa longueur : cette propriété a été mise à profit dans l'hygromètre de Saussure.

Soumis à la chaleur, le cheveu s'ondule et se frise ; il se consume avec une flamme vive et en donnant une odeur de corne brûlée.

Les cheveux bien secs s'électrisent facilement, ils peuvent alors crépiter, voire même donner des étincelles.

Le cheveu considéré en place se compose de deux portions ; l'une flotte à la surface du tégument, c'est *la tige ;* l'autre est incluse dans le cuir chevelu, c'est *la racine.* Lorsque l'on a arraché le cheveu, l'on voit que la racine se compose elle-même de deux parties, l'une qui se continue avec la partie aérienne, ayant les mêmes caractères que celle-ci ; l'autre constituant l'extrémité, sous forme d'un renflement qui porte le nom de *bulbe.* Ce bulbe, suivant les cas, nous présentera une sorte de cavité qui se moulait sur l'organe sécréteur du poil, ou *papille :* il s'agissait là d'un poil qui poursuivait son évolution, et qui était apte à grandir, ce que l'on appelle un poil à bulbe creux. Ou bien le bulbe avait une forme de navet, de radis, c'est qu'il avait abandonné ses connexions avec la papille, ou mieux que celle-ci avait disparu, il s'agit alors d'un poil à bulbe plein, dont l'évolution était terminée et qui était en train de s'éliminer ;

il adhérait encore au cuir chevelu, mais on pouvait déjà le considérer comme mort.

Ces connexions du poil dans la profondeur sont mieux étudiées dans une coupe microscopique du cuir chevelu qui nous permet d'étudier les choses en place. Sur une pareille coupe, l'on constate que le cheveu est généralement implanté obliquement dans la peau ; il est enchâssé dans une sorte de sac d'origine conjonctive, *le sac fibreux du follicule*. Dans ce sac se trouvent des gaines épithéliales entourant le poil et dont la constitution est facile à saisir si l'on imagine que le poil a été réellement implanté dans la peau, en entraînant avec soi l'épiderme et a refoulé le derme en le déprimant.

Au fond du sac fait saillie la *papille*, en forme de bouton de chemise, que coiffe le bulbe du cheveu : c'est là l'organe formateur ; le cheveu ne s'accroît que par la formation, au niveau de cette papille, de nouvelles cellules qui poussent en quelque sorte devant elles celles qui les ont précédées, réalisant de la sorte l'allongement du cheveu par sa base. Nous avons déjà vu le résultat de la mort de la papille, à savoir le changement de la forme du bulbe, devenu *bulbe plein*, précédant la déhiscence du cheveu. Cette déhiscence est facilitée par la reconstitution, dans la profondeur, d'une nouvelle papille qui se met à sécréter le cheveu de remplacement. Ce nouveau cheveu, en poursuivant son évolution dans la peau, chasse en quelque sorte devant lui son prédécesseur qui va être rejeté dans le monde extérieur. C'est de cette façon que se renouvelle la chevelure après une chute massive de cheveux, comme on la rencontre à la suite des grandes maladies infectieuses.

La papille pilaire est située profondément dans l'épaisseur du cuir chevelu, à environ cinq millimètres. Cette profondeur de l'organe formateur le met à l'abri, en quelque sorte, des agents déposés à la surface du cuir chevelu et rend quelque peu illusoires les prétentions des thérapeutes qui ont, par des applications locales variées, cherché à stimuler la vitalité de la papille. Celle-ci ne peut être touchée qu'indirectement, par la provocation, en particulier, de troubles circulatoires locaux. En dehors de leur action antiseptique de pure surface, c'est par ce mécanisme que peuvent seulement agir toutes les lotions ou pommades destinées à avoir une action sur la fonction papillaire.

Fixé du côté de l'angle obtus que la direction du follicule pileux fait avec la surface de la peau, un *petit faisceau musculaire* est annexé à chaque poil : s'insérant sur le fond du sac folliculaire, sa contraction a pour effet de faire saillir le poil ; c'est cette contraction qui donne au tégument l'apparence de « *la chair de poule* ». C'est par son action que se produirait aussi, si tant est qu'il existe, l'acte mécanique du redressement des cheveux sur la tête. Cette horripilation est infiniment plus accusée chez les animaux, en particulier chez les félins, que chez l'homme.

Dans l'angle dièdre constitué par ce muscle et le follicule, prend place une glande dont la fonction est de lubréfier le poil et la peau voisine : c'est la glande sébacée. Elle est annexée au poil absolument dans les mêmes rapports qu'une boîte à graisse vis-à-vis d'un essieu de wagon ; par sa sécrétion continue, elle déverse de la graisse sur la tige du poil, tout près de la surface de la peau. C'est du développement et du fonctionnement de ce petit appareil glandulaire que résulte non seulement l'état plus ou moins gras des cheveux, mais aussi l'état de lubréfaction du tégument glabre général ; en effet, l'appareil sébacé annexé à chaque poil follet est comparativement beaucoup plus important que celui annexé à chaque cheveu. Dans certaines régions de la face, en particulier au pourtour des ailes du nez, les glandes sébacées prennent un développement considérable : leur point d'abouchement est visible à la peau sous forme d'un petit enfoncement cratériforme, répondant à ce que l'on nomme dans le monde « les pores de la peau » ; assez souvent, un véritable bouchon de cellules épidermiques, rendu apparent par les poussières qui s'y déposent, obture bon nombre de ces glandes, constituant le premier degré de l'acné par rétention ou *acné comédon*. De l'exagération de la sécrétion sébacée dépend l'état gras, parfois huileux de la peau, beaucoup plus accusé chez certaines personnes, variable également suivant la race. Les races nègre et jaune sont sous ce rapport remarquables. *La tige du cheveu*, d'une longueur variable, possède une extrémité libre conique et effilée lorsque le poil n'a jamais été coupé ; il n'est pas rare cependant de voir cettte extrémité fourchue ou pénicillée. La tige se compose de trois couches de cellules :

1° Extérieurement, une seule rangée de cellules plates, écailleuses, sans noyau, non pigmentées, constituant une couche continue d'éléments imbriqués les uns sur les autres, l'*épidermicule*.

2° L'*écorce*, partie fondamentale du cheveu, en constituant plus des neuf dizièmes, formée de cellules fusiformes, pigmentées et nucléées, adhérant fortement les unes aux autres ;

3° La *moelle*, constituée par deux ou trois rangées de grosses cellules arrondies. La moelle peut manquer dans beaucoup de cheveux sans que le fait ait d'importance au point de vue de leur développement. Elle est régulièrement absente dans les poils follets.

La distribution des cheveux dans le cuir chevelu n'est pas régulière, elle se fait par groupes de trois à cinq cheveux. Ces groupements eux-mêmes s'alignent en séries à la suite les uns des autres, affectant la forme de lignes courbes régulières, connues sous le nom de *fleuves* ou de *courants*, se disposant autour d'un centre, le tourbillon, dont le plus connu occupe le sommet de la tête.

De-ci, de-là, les cheveux échappent à cette disposition, se plantant presque perpendiculairement à la peau et constituant ces mèches rebelles que l'on appelle des *épis*.

Le nombre des follicules pileux, fixé dès le moment du développement de l'être reste fixe pendant toute la vie. Il varie avec la race, la couleur et le diamètre des cheveux. En ce qui concerne la race, les Aïnos compteraient 214 cheveux au centimètre carré, chiffre qui s'élèverait à 272 pour les Allemands.

Le nombre des cheveux s'accroît à proportion que leur teinte s'éclaircit, de même que leur diamètre alors diminue. Les cheveux noirs sont donc plus gros et moins nombreux, en général, que les cheveux blonds.

La forme des cheveux n'est pas strictement cylindrique, et le rapport des dimensions du grand et petit axe de la coupe du cheveu a reçu le nom « d'*indice du cheveu* ». De cet aplatissement plus ou moins accusé résulte l'apparence droite, lisse, ou au contraire frisée du cheveu. Quand l'indice du cheveu se rapproche de l'unité, l'on a une chevelure lisse, comme les Peaux-Rouges ; si l'indice s'en éloigne beaucoup, comme chez les nègres d'Afrique, l'on a une chevelure crépue.

Il existe un rapport constant entre la longueur et la forme du cheveu : les cheveux droits sont les plus longs de tous (Chinois, Peaux-Rouges) et peuvent atteindre deux mètres. Au contraire, les cheveux crépus des Hottentots, par exemple, ne dépassent pas cinq à dix centimètres. Dans nos pays, la chevelure féminine, la seule qui garde son libre développement, dépasse rarement un mètre de longueur.

A l'état normal, si l'on remarque que la croissance annuelle des cheveux peut être considérée comme variant de 10 à 20 centimètres, il est aisé de se rendre compte qu'une femme d'une quarantaine d'années devrait avoir une longueur de 4 à 8 mètres de chevelure, ce qui n'est pas ; nous sommes donc bien forcés d'admettre ou bien qu'arrivés à une certaine longueur tous les cheveux tombent pour faire place à une nouvelle poussée, ou bien que les cheveux cessent de croître à un moment donné, leur longueur restant stationnaire. C'est cette dernière opinion qui a été récemment soutenue, en se reposant sur ce fait d'observation que, au moins dans le sexe féminin, la chevelure, après avoir poussé en longueur depuis la première enfance jusqu'à la puberté, semble avoir acquis alors son maximum de développement.

Comment comprendre autrement que la femme de trente ans n'ait pas une chevelure plus longue que celle de vingt ans?

La *coloration* des cheveux varie à la fois suivant les races et suivant les individus ; l'âge est aussi un facteur qui doit entrer en ligne de compte. Broca a constitué un tableau d'échantillons des diverses colorations que peuvent affecter les cheveux et a, de la sorte, juxtaposé 54 nuances différentes. En règle générale, la chevelure, chez la même personne, tend à foncer depuis la première enfance jusqu'à l'âge adulte. A un moment donné de l'évolution, l'on voit apparaître des cheveux blancs, signe d'involution. Cette *canitie* telle qu'on la dénomme se montre, suivant les personnes, à un âge extrêmement variable. Dès la puberté, certains sujets, du reste tout à fait normaux, présentent des cheveux blancs tandis que de grands vieillards conservent une chevelure pigmentée ; c'est ainsi qu'une vieille femme observée à l'hospice de la Salpétrière avait, à l'âge de cent-trois ans, une chevelure encore presque complètement noire. Indépendamment de l'âge, les fatigues et les émotions morales peuvent jouer un certain rôle dans le blanchiment de la chevelure, et des observations scrupuleusement prises paraissent bien devoir faire admettre que les cheveux ont pu blanchir en quelques heures sous une influence nerveuse. La plus frappante est celle rapportée par un médecin des Indes qui vit, en quelque sorte sous ses yeux, se produire la décoloration des cheveux d'un cipaye dans la demi-journée qui précéda l'exécution de celui-ci, lors de la révolte de 1857.

Quant au mécanisme de cette canitie, elle a été rapportée par Metchnikoff à l'action de cellules de la moelle qui se mobiliseraient, pénétreraient dans les cellules portant le pigment qui colore le cheveu, s'empareraient de ce pigment et le transporteraient dans le tissu dermique où est implanté le cheveu.

L'âge ne porte pas seulement son action sur le pigment du cheveu, mais sur le cheveu lui-même. Chez la plupart des adultes des deux sexes, la chevelure présente un déchet qui ne fera que s'accentuer avec l'âge, et la *calvitie* totale ou partielle est le lot habituel des vieillards. D'autres influences agissent sur la chute des cheveux : je ne saurais les passer en revue ; qu'il me suffise de signaler les chutes massives qui se font parfois à la suite des grandes fièvres infectieuses, telles que la fièvre typhoïde. Dans ce cas, si la papille semble frappée au moment même du paroxysme fébrile, si c'est à ce moment que les cheveux perdent leur adhérence avec elle, ce n'est que deux ou trois mois plus tard qu'ils tombent, entraînés par le mécanisme que nous avons déjà décrit.

Les influences morales peuvent jouer leur rôle

dans la chute des cheveux, comme dans la canitie. Dans une forme de pelade généralisée rapide, où l'influence morale semble avoir été en jeu, l'on peut voir une déglabration totale se faire en l'espace de quelques semaines.

Signalons en terminant l'action élective des rayons X sur les cheveux, se traduisant par une chute qui se fait dans les semaines qui suivent une exposition un peu prolongée. Cette action a été mise à profit, en particulier dans le traitement des teignes.

HYGIÈNE DE LA CHEVELURE

Avant d'entrer dans le détail des prescriptions que l'expérience a démontrées les plus efficaces pour le bon entretien et la conservation de la chevelure, il n'est pas superflu de rappeler quelques constatations qui nous permettront de nous rendre compte dans quelles limites l'intervention d'une bonne hygiène est susceptible d'assurer la réalisation du but poursuivi.

Il est indiscutable qu'infiniment variées sont les apparences des chevelures dans une collectivité donnée, là où les conditions d'hygiène générale et locale paraissent identiques chez toutes les personnes considérées. Il est des chevelures originellement maigres ou fournies, résistantes ou caduques, des chevelures trop grasses ou trop sèches. Il faut savoir reconnaître que telle personne, avec les soins les plus éclairés et les plus assidus était chauve à quarante ans, tandis que telle autre qui ne s'est jamais souciée d'accorder la moindre attention à ses cheveux a conservé une luxuriante chevelure jusque dans la vieillesse.

Chaque chevelure possède donc originellement une sorte de coefficient de résistance individuelle dont l'influence sera toujours prédominante, et vis-à-vis duquel l'intervention de l'hygiène et de la thérapeutique se montrera toujours quelque peu désarmée. Nous avons déjà eu l'occasion d'insister sur les conditions anatomo-physiologiques qui rendent fort aléatoire notre action sur la fonction papillaire, il n'était pas inutile d'y revenir en quelques mots.

Il ne faut pas oublier non plus que l'hygiène locale, pour la chevelure comme pour toute autre partie de l'organisme, devra se subordonner à l'hygiène générale et que, souvent, c'est dans un relèvement de l'état général que l'on trouvera le remède à une défaillance surtout apparente dans un état local.

Un certain nombre de prescriptions seront communes à toutes les chevelures ; d'autres s'adresseront plus particulièrement à telle ou telle déviation de l'état physiologique.

Par son exposition au grand air et aux poussières, par l'accumulation des sécrétions qui se fait à sa surface, le cuir chevelu est un des points du corps humain qui voit s'amasser le plus d'impuretés, et qui exige, par suite, le plus de propreté. Ces soins de propreté seront réalisés par des procédés mécaniques, tels que l'usage des peignes et brosses, et par des lavages et nettoyages locaux. La brosse à cheveux sera suffisamment dure pour écarter les cheveux et permettre d'atteindre le cuir chevelu pour le déterger ; ses crins ne seront pas assez raides pour irriter ou égratigner la peau. L'usage prolongé de la brosse comme premier temps du démêlage ne saurait être trop recommandé pour les chevelures féminines : la souplesse des crins contrastant avec la rigidité des dents de peigne rend l'emploi de la brosse moins offensant pour les cheveux.

En fait de peigne, l'on utilisera surtout le peigne à larges dents espacées, dit démêloir ; il faut se servir beaucoup plus discrètement du peigne fin qui arrache les cheveux, et qui, promené sur le cuir chevelu lui-même, le griffe et peut l'écorcher.

Les nettoyages de la tête avec de l'eau chaude et du savon de bonne qualité, des décoctions de saponaire ou de bois de Panama, trois jaunes d'œuf battus dans 500 grammes d'eau de chaux, peuvent être recommandés chez les petits enfants dont le cuir chevelu s'encrasse facilement, alors que l'on a ramolli les croûtes grasses, qui ont pu constituer un véritable enduit, avec un peu d'huile d'amandes douces ou d'huile d'olives. Chez l'adulte des moyens plus énergiques pourront être de mise, tel le savon mou de potasse, les savons médicamenteux au borax, des solutions alcalines étendues (carbonate de soude; 10 grammes d'ammoniaque liquide pour 100 grammes de rhum et 300 grammes d'eau).

Mais le procédé le plus pratique à mettre en œuvre, c'est l'usage de l'essence de pétrole rectifiée qui est connue sous le nom d'éther de pétrole. L'éther de pétrole a seulement contre lui son extrême inflammabilité, aussi ne doit-on en faire usage que dans une chambre sans feu et sans lumière. Pour nettoyer le cuir chevelu, il vaut mieux ne pas l'employer à grands flots que l'on déverse sur la tête, mais se servir de bourdonnets de ouate que l'on imbibe du liquide et que l'on promène sur des raies de chair tracées avec le peigne dans la chevelure, raies espacées de deux à trois centimètres. En commençant par le pourtour d'une oreille, l'on arrive de la sorte au pourtour de l'autre oreille après avoir parcouru tout le cuir chevelu. Bien entendu, l'on jettera chaque bourdonnet après emploi.

Si les cheveux eux-mêmes sont trop gras, au lieu de les imbiber massivement, il vaut mieux les étaler largement sur les épaules et passer à leur surface un gâteau de ouate imbibé d'éther de pétrole ; on n'enlève de la sorte que l'excès de graisse et l'on ne rend pas les cheveux trop secs. Si le cuir chevelu après l'emploi de l'éther de pétrole semble avoir besoin d'être un peu lubréfié, on refait des raies de chair comme précédemment, et avec une petite boulette montée sur une allumette de bois, l'on dépose au contact de la peau une minime quantité de pommade (vaseline pure parfumée ; mélange de moelle de bœuf et d'huile de ricin, etc.,), dont l'on enlève le surplus avec un tampon sec. Pour les cheveux, il vaut mieux mettre sur les paumes des mains une faible quantité du corps gras choisi, essuyer très légèrement les mains, et rouler les cheveux entre les paumes : la très faible quantité de corps gras resté sur les mains suffira à la lubréfaction, quitte à opérer de la sorte plusieurs jours de suite.

Lorsque l'on fait usage, pour stimuler un peu le cuir chevelu, de l'une de ces « frictions » à base d'alcool si largement employées par les coiffeurs, pour éviter l'action dessiccante, l'on peut ajouter un peu d'huile de ricin ou de glycérine.

Nous avons passé en revue les agents les plus usuels du nettoyage des cheveux : suivant l'état plus ou moins gras, plus ou moins sec de la chevelure, on variera l'emploi de ces différents procédés.

La façon de porter les cheveux, le mode de coiffure si varié suivant les caprices du moment ne sont pas sans avoir une réelle importance pour l'hygiène de la chevelure ; il faut autant que possible respecter la direction naturelle des cheveux, ne pas les serrer exagérément, ni les tordre, laisser l'air circuler le plus possible et ventiler le cuir chevelu. La pression de peignes, d'épingles a une influence traumatisante qui, à la longue, peut amener de véritables plaques d'alopécie. Il est bon de varier de temps à autre la coiffure, et les raies de chair qui tiraillent les cheveux doivent être fréquemment déplacées.

L'usage des fers à friser est condamnable ; il rend les cheveux secs et cassants. Le port de postiches épais, de crépés destinés à faire illusion sur la richesse de la chevelure a l'inconvénient d'échauffer le cuir chevelu et de le faire transpirer d'une manière exagérée.

En terminant, disons quelques mots d'un certain nombre de pratiques souvent usitées et qui ne semblent pas avoir de fondement physiologique. Bon nombre de femmes croient utile de « rafraîchir » de temps à autre la chevelure en sectionnant une portion de l'extrémité des cheveux ; d'autres, après cette petite opération, « pour ne pas laisser échapper la sève », brûlent légèrement l'extrémité ainsi sectionnée. Ces pratiques, peu nuisibles du reste, semblent avoir été imaginées par la comparaison de pratiques analogues mises en œuvre par les horticulteurs vis-à-vis des plantes : la taille des arbres, les ligatures faites pour empêcher l'écoulement de la sève ont certainement inspiré les manœuvres que nous signalons ; on oublie seulement qu'il ne semble pas y avoir de circulation dans le cheveu, que la partie terminale n'a que des rapports de continuité plus ou moins éloignée avec la racine, et que par suite il est impossible de concevoir par quel mécanisme une section du cheveu faite à cinquante centimètres de son point d'implantation pourrait bien agir sur la papille.

Un fait indiscutable, c'est que la rasure fréquemment répétée semble avoir une action sur le diamètre des poils intéressés. Non pas qu'il se produise une multiplication des poils ; nous avons vu que l'on admet que, depuis la naissance, le nombre des follicules pilaires n'augmente pas ; mais si chaque poil est susceptible de s'accroître en diamètre, l'on conçoit que l'effet, au point de vue de la masse des cheveux, puisse paraître le même. C'est dans ce but que l'on conseille parfois chez de jeunes enfants, particulièrement chez des fillettes dont la chevelure, soit originellement, soit après la chute qui peut accompagner les grandes fièvres, paraît un peu maigre, de raser pendant quelque temps le cuir chevelu. Au contraire, la rasure employée pour faire disparaître de la face un duvet importun a des effets déplorables et finit par faire une barbe de ce qui n'était que duvet.

Parmi les artifices mis en œuvre par la coquetterie féminine au niveau de la chevelure, il nous reste un mot à dire des teintures. Celles-ci ont été employées dans l'antiquité et nos ancêtres gauloises en faisaient usage. De là l'usage s'en propagea à Rome. Au moyen âge, les Vénitiennes en faisaient un large emploi. Aujourd'hui, elles sont utilisées en Orient où l'on se sert surtout de henné, ou d'indigo, deux teintures inoffensives, mais dont l'action est lente, l'application laborieuse, compatible avec les loisirs de la vie de harem, moins compatible avec la vie plus active des dames de l'Occident. Le henné donne aux cheveux une teinte acajou foncé ; l'indigo les colore en noir.

Dans nos pays l'on fait usage de teintures à base minérale, en particulier à base de sels de plomb ou d'argent. Mais le plomb est toxique, et le nitrate d'argent salit les téguments voisins ; en outre ces teintures donnent au cheveu une apparence noire terne qui contraste avec le lustre normal de la chevelure. D'autres produits, mis plus récemment en œuvre et qui, au point de vue purement tinctorial, donnent de bien meilleurs effets sont les teintures à base de dérivés de l'aniline, en particulier la paraphénylènediamine : mais ce sont des produits à la fois toxiques et irritants, susceptibles de provoquer des eczémas artificiels suintants et dont l'on ne saurait trop se méfier. Le seul produit employé couramment et dont les inconvénients soient légers (il rend les cheveux secs et cassants), c'est l'eau oxygénée, qui, suivant la répétition des applications, donne à la chevelure toute la gamme des blonds.

L'eau oxygénée pourra être recommandée pour rendre moins apparent, chez des personnes fortement pigmentées, le duvet qui couvre parfois les joues, la lèvre supérieure et le menton. Le duvet noir, transformé de la sorte en duvet blond pâle, attirera beaucoup moins l'attention.

TABLE DES MATIÈRES

ÉVREUX, IMPRIMERIE CH. HÉRISSEY, PAUL HÉRISSEY, SUCCr

LIBRAIRIE FÉLIX ALCAN

PÉDAGOGIE. — ÉDUCATION PHYSIQUE

DELÉARDE (D^r^). — **Guide pratique de puériculture** *à l'usage des docteurs en médecine et des sages-femmes.* 1 vol. in-12, cart. . . . . 4 fr.

DEMENY (Georges), professeur du Cours d'éducation physique de la ville de Paris.
— **Les bases scientifiques de l'éducation physique.** 4e édition. 1 vol. in-8, illust., cart. à l'angl. . . . . 6 fr.
— **Mécanisme et éducation des mouvements.** 4e édition. 1 vol. in-8, ill., cartonné à l'angl. . . . . 9 fr.

PHILIPPE et RACINE. — **Cours théorique et pratique d'éducation physique.** *Pédagogie générale et mécanisme des mouvements, anatomie et physiologie appliquées, exercices pratiques.* 2e édit. revue et augmentée. 1 vol. in-8 illustré de 163 figures dans le texte et 8 planches hors texte. . . . . 4 fr.

DUFOUR (H.), médecin de l'Hôpital de la Maternité. — **Manuel de Pathologie à à l'usage des sages-femmes et des mères.** 1 vol. in-12 avec 53 gravures dans le texte et 14 planches en couleurs, cart. à l'angl. . . . . 6 fr.

FRANCILLON (Dr Marthe), ancienne interne des hôpitaux de Paris. — **Essai sur la puberté chez la femme.** 1 vol. in-12, cart. à l'angl. . . . . 4 fr.

LAGRANGE (Dr). — **Physiologie des exercices du corps.** 10e édit. 1 vol. in-8, cart. à l'angl. . . . . 6 fr.
— **L'hygiène de l'exercice chez les enfants et les jeunes gens.** 9e édit. 1 vol. in-18, cart. . . . . 4 fr.
— **De l'exercice chez les adultes.** 7e édit. 1 vol. in-12, cart. . . . . 4 fr.

LAUMONIER (Dr J.). — **Hygiène de l'alimentation dans l'état de santé et de maladie.** 3e édit. 1 vol. in-12, cart. à l'angl., ill. . . . . 4 fr.
— **L'hygiène de la cuisine.** 1 vol. in-32 . . . . 0 fr. 60

LANESSAN (J.-L. de). **L'éducation de la femme moderne.** 1 vol. in-16. . 3 fr. 50

LYON (Georges), recteur de l'Académie de Lille. — **Enseignement et religion.** 1 vol. in-8 . . . . 3 fr. 75

Médecine et Pédagogie, par M. le Dr Albert Mathieu, le Dr Gillet, le Dr S. Méry, P. Malapert, le Dr Lucien Butte, le Dr Pierre Régnier, le Dr L. Dufestel, le Dr Louis Guinon, le Dr Nobécourt. Préface de M. le Dr E. Mosny, membre du Conseil supérieur d'Hygiène. 1 vol. in-8°, cart. à l'angl. . . . . 6 fr.

MOSSO, professeur à l'Université de Turin. — **La fatigue intellectuelle et physique.** 6e édit. 1 vol. in-12, ill. . . . . 2 fr. 50
— **Les exercices physiques et le développement intellectuel.** 1 vol. in-8, cart. 6 fr.
— **L'éducation physique de la jeunesse.** 1 vol. in-12, cart. . . . . 4 fr.

PAYOT (Jules), recteur de l'Académie d'Aix. — **L'éducation de la volonté.** 35e édit. 1 vol. in-8. . . . . 5 fr.

Puériculture et Hygiène infantile, *Conférences faites pour l'Enseignement des jeunes filles,* sous la présidence de MM. G. Lyon, recteur de l'Académie de Lille et Th. Barrois, professeur à la Faculté de médecine de l'Université de Lille, par MM. Bué, Deléarde, Gaudier, Lambling, Oui, professeurs à la Faculté de médecine de l'Université de Lille et V. Dubron, président du Comité du Nord de l'Alliance d'Hygiène sociale. *Première série.* 1 vol. in-16. . . . . 2 fr.

TISSIÉ (Dr Ph.). — **La fatigue et l'entraînement physique.** 3e édit. 1 vol. in-12, ill., cart. à l'angl. . . . . 4 fr.

Envoi franco au reçu de la valeur en mandat poste.

180-11. — Coulommiers. Imp. Paul BRODARD. — 2-11.

www.ingramcontent.com/pod-product-compliance
Lightning Source LLC
LaVergne TN
LVHW020542230826
846091LV00002B/366